병원답게 성공하는 법

사랑받는 병원

| 김예성 지음 |

병원답게 성공하는 success 법

병의원 종사자들을 위한 경영실천서

사랑받는 병원

| 김예성 지음 |

병원 경영의 어려움을 치료하는 자가 처방전

지식공감

c o n t e n t s

건강한 병원 vs 건강한 사람

남녀노소를 막론하고 접수를 하거나 치료를 받기 전에 이런 이야기를 자주 듣는다. '세상에서 치과가 젤 싫어.' 병원 일을 시작한 지 얼마 되지 않았을 때는 그 말이 그렇게 언짢았다. 그 언짢음은 직업의식에서 나온 것일 수도 있고, 환자에 대한 서운함에서 온 것일 수도 있다. 그런데 시간이 갈수록 환자의 그런 두려움도 치료하는 것이 할 일이라 생각하고 '저도 치과 오는 것이 제일 싫은데 매일 출근하고 있네요.'라고 대수롭지 않게 넘겼다.

병원을 찾는 사람들은 몸이 아픈 것으로 인해 마음도 아프고 앞으로 당신에게 닥칠 통증에 대한 두려움과 치료비에 대한 부담 등의 모든 어려움을 감내하고 우리 병원까지 온 사람이다.

그런 환자들을 온전하게 치료하기 위해서는 치료를 나서는 사람들이 먼저 건강해야 하는데 실상은 그렇지 못한 경우가 많았다.

직원들은 격무와 부적절한 처우나 불평등한 의사결정과정에서 오는 스트레스를 친구나 동료들과 술로 풀거나, 소극적 불성실로 표현하며 대화의 대상인 병원경영자가 아닌 환자에게 화풀이를 하고 그래도 풀리지 않으면 일방적 이직으로 극단적인 선택을 한다.

경영하는 입장에서는 마음만큼 따라와 주지 않는 직원들과 경쟁에서 살아남아야 하는 생존본능과 경제적 압박에서 오는 스트레스를 친구나 동료와 술로 풀거나, 소극적 불평으로 표현하며 대화의 대상인 직원이 아닌 환자에게 화풀이를 하거나 그래도 풀리지 않으면 일방적 해고로 극단적인 선택을 한다.

여러 병원을 다녀보면 대기실에 앉아 있는 것만으로도 병원 분위기를 짐작할 수 있다. 직원들 간에 사이가 좋은지 직원이 환자를 진심으로 대하는지 사무적으로 대하는지 원장님께는 호의적인지 원장님은 직원들을 신뢰하는지 내가 환자의 입장이든 인터뷰어로 가든 컨설턴트로 가든 동물적으로 분위기를 느낄 수 있다. 아픈 사람을 치료하는 병원과 구성원들도 대부분 나름의 이유로 다 아파하고 있다. 먼저 병원이 건강해야 환자를 건강한 사람으로 만들지 않을까?

병원은 환자를 진단하고 치료하는 곳인데, 병원이 아픈 건 어떻게 알 수 있지? 하는 의문에서 사랑받는 병원 연구소는 출발했다.

하는 것이 힘

병원에 대한 경영서적이나 마케팅 관련 서적들과 관련 서적 뿐 아니라 세미나며 강연회 경영지원실 운영, 여러 컨텐츠의 병원관련 컨설팅 업체 등을 활용해 자구책을 구해보지만, 효과는 미미하거나 악순환은 반복된다.

원하기만 한다면 병원 경영에 대한 정보는 손쉽게 구할 수 있다. 그렇지만, 변화는 정보를 수집하는 것에 비해 100배는 어렵고, 변화를 유지하는 것은 그보다 더 어렵다.

나의 직업은 항상 사람과 환자가 함께하는 현장에서 무언가 생산되고 만나고 이루어지고 때로는 기적이 일어나는 곳이다.

그래서 책에서는 가급적 아래와 같은 것을 피하도록 했다.

첫째, 얼굴도 모르는 유명한 분들의 글을 인용하는 것

둘째, 어느 책에서나 쉽게 얻을 수 있는 형식적이고 이론적인 것을 영혼 없이 나열하는 일

마지막으로 해보지도 않았으면서 강요하는 일은 최대한 자제하고 병원에서 일해 본 직원의 입장에서 병원을 이용해 본 환자의 입장에서 병원을 걱정하는 코치의 입장에서 현장에서 누구나 실천해봤고 실천해봄직한 실천서로 포지셔닝 한다.

이태리 정통 유학파의 완벽한 레시피 VS 조리학원 출신의 정통 국내파의 레시피, TV인기 드라마의 '파스타'의 스토리 라인이다. 모든 양념과 물의 양 불 조절까지 완벽하게 정해져 있는 레시피와 단맛을 좋아하는 손님에게는 좀 달게, 짠맛이 좋은 손님에게는 짜게 간을 해 내겠다는 요리사.

내가 손님이라면 조금은 투박하고 어설프지만 나를 알아주고 내 말에 귀 기울여 주는 국내파 요리사의 레스토랑이 궁금할 것 같다는 생각을 했다.

나는 어느 요리사와 비교할 수 있을까?

치과 경쟁구조가 점점 팽팽해지면서 시스템구축이다 네트웍화 등 많은 마케팅 활동들이 도입되고 있는데, 그 시스템과 네트웍이 모든 환자의 필요와 불편을 대변해 줄 수 있을까?

비 오는 날에는 밑반찬으로 구수한 부침개를 장만하는 주방장. 혼자 사는 총각에게 노른자가 선명한 계란후라이를 몰래 내주시는 식당 할머니의 거친 손, 그런 호사를 누려본 사람이라면 누구라도 마음에 따뜻함을 심고 살아갈 것이다.

완벽한 레시피는 현재완료형이 아닌 현재진행형이나 변화무쌍함이 되어야 할 것이다.

나는 소망한다. 언제나 환자에게 마음이 향해 있기를….

사랑받는 병원으로 브랜딩

완벽한 레시피는 인기리에 방송됐던 드라마 파스타를 보며 쉐프와 주방보조의 사랑보다는 요리에 대한 열정과 완벽을 추구하는 젊은이들의 성장 드라마인 서브 테마에 더 초점을 맞추고 극에 몰입했던 감성지수 0%인 저자의 시각으로 느낀 점을 치과 블로그에 올렸던 내용이다.

순수 국내파 직업관에 더 공감하는 바가 크다. 나야 학교성적도 우수하지 못했고 잘한 일보다는 일단 하고 수습한 일이 더 많았으니까?
유럽의 유명한 요리학교에서 마스터 세프에게 배운 요리솜씨와 요리에 대한 자부심은 남다르겠지만, 입맛은 사람마다 다름은 말할 것도 없고 요리를 마주하는 상황도 다 다른데 정해진 레시피로 모든 사람과 상황을 만족 시켜주기는 어려울 것이다.
유명한 레스토랑에서 입이 떡 벌어질 정도로 비싼 요리를 타박하는 일은 교양 없어 보이니 말을 하지 않아 그렇지 시원한 동치미 국물이 그리워 집으로 가는 길을 재촉한 경험이 한 번쯤은 있을 것이다.

환자를 대하는 일은 요리를 하는 일보다, 더 신중하고 어려우며 책임감이 따르는 일이다. 환자에 대해 알아야 하고 염려해야 하는 사항들과 반영해야 할 환경적 여건도 제각각이다. 이런 환경에서도 완벽한 진료기술과 고도의 집중력을 갖추고 순간적인 판단력을 기반으로 한 상황대처능력이 필요하다.
손님에게 사랑받기 위해 요리사는 재료를 연구하고 손님들의 트렌드를 연구하고 이웃 레스토랑을 연구한다. 오랜 전통을 이어온 100년이 넘은 가게도 앞으로 100년을 위해 전통을 이어가는 새로운 맛을 개발하는 일을 게을리하지 않는다.

환자에게 사랑받는 병원이 경쟁에서 이긴다. 완벽한 매뉴얼을 기본으로 100년 동안 환자에게 사랑받을 수 있는 과정을 즐길 준비만 되어 있다면 어떤 어려움에도 당당해질 수 있다.

나 역시도 주로 중소병원에서 소독 청소부터 경영까지 해온 장본인으로서 환자들과 가장 먼저 만나는 병원에서 그들을 이해하고 아픔을 함께해 온 병원 종사자의 원칙이 있는 레시피와 끊임 없는 노력을 사랑하고 응원한다.

선택과 집중

천사는 없다

내가 어렸을 때 본 영화에서는 의사를 의사 선생님이라고 불렀다. 간호사에게도 간호사 선생님이라고 부르는 장면을 본 기억이 있다. 위독해서 실려 온 가족의 생명을 살려 줄 의료인에게 절박함을 호소하는 장면을 심심치 않게 본 것 같은데, 최근엔 의학드라마나 영화가 더 많아졌음에도, 순박한 사투리로 '의사 성상님'으로 부르는 보호자의 모습은 보기 힘들다. 오히려 본인의 응급한 가족만 홀대하는 것 같아 싸우거나 다투는 장면이 더 많다.

실생활에서나 매스컴에서도 훈훈한 이야기보다는 먹고 살만한 의사들이 밥그릇 싸움한다고 질타받고, 양심과 비양심을 두고 업계끼리 폭로전을 일삼는다는 내용의 기사를 자주 볼 수 있다.

최근에는 어떤가? 양의학 VS 한의학, 약국 VS 제약회사, 개인치과 VS 대형 네트웍치과, 종합병원 VS 중소병원들 간의 갈등은 저마다 이유와 명분을 가지고 팽팽하게 대립하고 있음에도, 병원과 관련되지 않은 사람들에게는 강 건너 불구경쯤으로 생각하고 분쟁 끝에 치료비나 좀 내리고 비보험진료 항목이 보험진료로 바뀌기만을 기다리는 마음으로 뒷짐지고 지켜보는 것이 전부일 것이다.

유명 네트워크 치과와의 오랜 법정 싸움으로 치과에 대한 전반적인 이미지가 실추되고 있는 건 현실이다.

4년 전부터 구상하고 준비했던 "치과 감성 마케팅"이 "착한병원"이 되고 또다시 "사랑받는 병원"이 된 이유도 개인적인 네트워크 치과에서 있었던 충격적인 경험에 의해서 다시 한번 탄력을 받은 것이 사실이다.

자유시장 경제체제에서 소비자에게 가격 경쟁력은 선택의 큰 메리트로 작용할 수밖에 없다. 그런 소비자 심리를 공략한 네트워크 치과들의 등장은 어쩌면 자연스런 현상일 것이다.

하지만, 공격적인 지점 수 늘리기, 파격적 구인 광고, 우회적인 환자 유인법 등은 크고 작은 시사점을 주기도 하지만, 단계별 검증이 없는 시스템 도입은 적지 않은 문제점을 낳고 있는 것이 사실이다.

환자를 소비자로만 생각하는 근시안적인 선택만으로 당장 낮은 곳의 과일만 취해 마구잡이로 따먹어 버리는 공룡 같은 병원은 결국 생태계를 파괴하고 스스로 생태계에서 비극적인 결말을 초래하게 될 것이다.

변화에 대한 단단한 초석을 다져서 쌓은 발전이 아닌 경우 중대한 부작용을 야기하게 된다.

치료 유목민 양성

노인 임플란트 전문병원에서 #36번 치아를 1년 사이 두 번의 시술을 받은 50대 남자분이 내원한 적이 있었다. 1년 동안 정신적·육체적 고통이 심하다고 하소연을 하시며, 계속 불안해 하시고 한 발은 의자 밖으로 뺀 자세로 상담실 밖을 자꾸 돌아보시며, 어찌해야 할지를 모르겠다고 말씀하셨다. 수술을 해 준 병원에서는 한 번 더 시도를 해보자고 하는 데 또 실패하면 고통스러운 시간을 보내야 할 것 같은 심리적인 불안감에 선뜻 결정을 하지 못하고 여러 병원에 다니며 진단을 받으시는 것 같았다. 당시 시술 치과의 비용과 나의 상담 비용은 30만 원 정도 차이가 났는데 끝내 결정을 못 하고 뼈 상태가 임플란트 수술이 실패할 정도로 좋지 않은 상태인지 만 물어보고 가셨다.

2주 정도 후에 재방문해서 CT촬영과 임시치아 제작을 위한 준비를 하고 가셨지만, 2~3회 수술을 미루시다 몇 주 후 결국 추가 치료비에 대한 부담 때문에 불안한 마음을 안고 시술받은 치과에서 재수술을 받기로 하셨다고 했다.

그 외에도 금니라고 해서 했는데 진짜 금이 맞는지 물어보시는 환자, 대놓고 비교견적을 하며 같은 치료를 하는데 어디는 이 견적인데 여기는 이렇게 비싸냐며 따지며 "같은 치료비로 치료받을 수 있으면 여기서 치료할게요."라고 흥정을 걸어오는 분까지 있다. 잠시 고민은 되지만 "좋은 치과의 조건은 여러 가지가 있는데, 가격만을 비교 대상으로 여기신다면 다녀오신 치과로 가시는 것이 좋은 듯합니다."라고 말씀해 드린다.

치료의 완성도나 적합성을 문의해 오시는 대부분의 환자들에게는 치료받기 시작한 시점에 특수한 상황과 원장님의 진료 고유영역이 있으니 해당 치과에서 다시 문의하시는 것이 좋을 것 같다고 말씀드리는 경우도 있다.

가격 경쟁은 치과만의 문제가 아니다. 성형수술 부작용으로 성형외과를 전전하며 여러 차례 수술을 경험하는 경우 심한 경우 성형중독에 걸리거나, 은둔형 외톨이가 되는 경우도 많다.

실장회의 중 차세대 치과의 블루오션은 무엇이 될까에 대한 질문에 양악수술을 비롯한 구강악안면 외과적 심미 수술과 임플란트 재수술 전문병원에 대한 이야기가 거론됐었다.

주변의 두 개의 치과가 2달 사이에 폐업했다. 내심 환자가 늘어날 것을 기대하며 직원을 충원해야 하나 예약을 좀 늘려 잡아야 하나 이런저런 행복한 고민도 잠시 현실은 냉혹했다. 무심코 폐업한 병원을 방문한 환자가 가장 가까운 우리 병원을 방문해 '언제 닫았느냐?' '닫으면 닫는다고 말도 안 하느냐?' '원장은 어디 갔느냐?' '왜 사람들이 책임감이 없느냐?'라는 푸념을 늘어놓는 환자만 늘어났다. 원장님들끼리의 친분으로 몇 분은 재치료를 해드렸지만, 그 호의에도 아니나 다를까 '치료한 지 얼마 되지도 않았는데 왜 떨어지느냐?' '옛날에 한 것이 제대로 한 것이 맞느냐?' 폐업병원과 우리 병원과 모종의 거래가 있을 거라 생각한 환자는 나중에 '왜 스켈링은 안해주냐, 우리 집이 이사를 가서 오기도 힘든데, 1년도 안 되어 환자에게 불편을 주었으면 스켈링 정도는 해 주어야 하는 것이 아니냐, 또 떨어지면 어떡하느냐고….' 스켈링은 받지 않았지만 에프터서비스까지 꼼꼼하게 챙겨 가셨다.

좋아져라, 더 좋아져라

여러 경험을 통해 똑똑해진 환자의 탈을 쓴 소비자는 병원에게 더 많은 것을 요구하게 된다.

호텔수준의 서비스와 인테리어를 요구하면서 치료비는 양심선언 병원에 맞춰주기를 바라며 여기저기서 수집한 정보를 조합해 의료법 운운하며 치료과정이나 병원 고유에 프로세서까지 들먹이는 것이 환자의 권리를 누리는 것이라고 주장한다.

개인적으로는 그래도 아직 우리나라 환자들은 착한 분들이 더 많고 병원생활 자체를 두고 보면 다른 사람을 도우며 경제적으로 안정을 도모할 수 있어 좋은 직업이라고 자부하지만, 가끔은 그 앞에서 쓰려져 버리고 싶은 환자들도 대면할 때가 있다.

명동에 유명 네트워크 치과에서 검진 후 검진내역을 뽑아 온 20대 남자가 있었다. 검진 내용으로 보아 어림잡아 80만 원 정도의 견적인데 환자는 실제 120만 원이 좀 넘는 견적을 받았다. 설명 중에 남자는 갑자기 '코디 없어요'한다. 당시 진료실 선생님 한 분과 나 이렇게 둘이서 일하고 있었는데 코디라니, 난 속으로 어이없다는 생각이 들었다.

어디선가 학습 되어 온 사람들은 점점 더 많은 걸 요구했다. 서비스를 배우고 상담도 배우고 이제 좀 편할 연차가 되었는데도 '왜 병원도 원장님도 직원들도 끊임없이 해야 할 일들이 생기는 걸까'라는 질문으로 지쳐갈 때 어떡하면 지금을 초 긍정으로 이길 수 있을까에 대한 명분을 환자들에게서 찾을 수 있었다.

운동선수들을 보면 항상 기록을 갱신한다. 우리는 역경을 딛고 운동선수로 성공하거나 새로운 기록을 세우는 사람들에게 감동을 받는다.

운동선수의 기록도 휴대전화의 기술도 다 처음보다 점점 좋아지는데 나만 우리 병원만 좀 늦게 한꺼번에 좋아지려니까 힘든 모양이구나, 학창시절 밀린 방학숙제처럼 말이다.

아주 오래전에 읽은 책 내용이 희미하게 생각이 났다. 사람의 100m 기록은 깨지지만, 경주마의 기록은 쉽게 깨지지 않는다고 했다. 그래서 경주마는 등위가 중요할 뿐 기록에는 크게 신경 쓰지 않는다고 했다.

더 잘하고 더 좋아지는 것이 당연한데 나만 너무 힘겹게 받아들인 것 같아 다시 분발할 수 있었다.

이왕이면 먼저

불황을 타개하는 방법으로 새로운 의료기기를 도입하거나 새로운 치료법을 소개한다. 또 여러 진료과목의 병원이 연합해 센터식으로 운영하거나 새로움에 대한 두려움이나 투자에 대한 부담감으로 수가인하를 고민하게 된다.

『마케팅 불변의 법칙』(알리스, 잭 트라우트 저)의 첫 번째 법칙은 리더쉽의 법칙이다. 좋은 것보다는 첫 번째가 좋다라는 의미라고 한다.

그래서 지하철광고를 보면 '양약병원이 따라 하는 00병원' '국내 최초 치료기계 도입' 등 처음 최초를 강조하는 광고를 많이 볼 수 있다.

가격 인하가 양심선언이라면 양심선언을 한 병원도 최초의 병원은 막대한 이익을 보았지만, 뒤늦게 따라 한 병원은 큰 수익을 기대할 수 없는데다가 한번 인하한 진료수가는 좀처럼 올리기가 어려워 불황기에는 신환창출이 힘들어져 이중고를 겪는 경우가 있다.

경제적인 투자나 중대한 의사결정뿐만 아니라 시스템을 바꾸거나 프로세서를 개선하거나 직원을 채용하거나 외부업체에 컨설팅을 의뢰하거나 병원 내에 배너를 하나 제작하는 일이라도 빠른 의사결정이 큰 결정보다 좋다.

작은 조직일수록 빠른 의사결정이 장점으로 작용해야 하는데 그렇지 않은 경우가 더 많다.

중학교 1학년부터 안경을 써오던 나는 2010년에 2년 동안을 고민한 끝에 라식수술을 받았다. 수술을 받고 마취가 풀리자마자 잘 보이는 것이 신기하기도 하고 한여름에 불편한 안경에서 해방되었다는 이유로 안경을 쓴 사람에게 라식수술을 권하는 전도사가 됐다.

그때 느꼈던 또 다른 생각은 2년 동안 고민하지 말고 진작에 수술할 걸 괜히 2년 동안이나 고민했네 하고 후회했다. 2년 동안에 안경을 써야 하는 불편함과 적어도 1년에 한 개 정도는 더 맞췄을 적지 않은 안경 비용을 생각하면 망설인 시간이 아까웠다. 그래서 수술 후에는 치료 상담할 때 더 자신감이 생겼다. 치아교정이나 치아성형을 고민하는 환자들에게 언젠가는 해야 할 치료라고 고민하신다면 그 최적의 때는 '지금이다.'라고 라식수술 원정기를 이야기해 준다.

어려움을 감지하고 변화를 계획한다면 파워보다는 스피드로 승부하기를 바란다.

무소의 뿔처럼

이런 힘들고 복잡한 상황 속에서도 저마다 생존전략과 원칙을 가지고 새롭게 포지셔닝하려고 하는 움직임을 감지한다. 일반 병원의 경우 특화된 치료방법과 기술로 탄탄하게 의료진을 구성하고 색다른 의료서비스로 차별화 하는 모습이 다채로워 재미있다.

변화된 병원 문화를 개인적으로 병원 이름의 변화로 감지한다. 버스나 지하철 광고 판에서 쉽게 볼 수 있다. 비염종결자, 허리에 강한 정형외과, 수술 없이 허리치료, 태권브이를 내세운 양악수술 전문병원 광고판, 성형이 필요 없는 환자는 돌려보낸다는 원칙주의 원장님을 소개하는 지하철 광고, 대부분이 의료진들이 환자들을 향해 살인 미소를 날리거나, 어떤 치료든 맡겨만 달라고 하는 자신에 찬 사진이 대부분이지만, 그 중에도 참신함과 특별함이 빛나는 몇몇 광고가 기억에 남는다.

내가 어렸을 때 치과는 치과 이름만 보면 원장님 이름이나 성 정도를 알 수 있었다. 김치과 고OO치과 등의 원장에 이름을 따는 이름이 대부분이거나, 치과 소재 지역의 이름을 차용하거나, 출신학교를 내세우는 경우가 흔했지만, 아직도 예전과 혼재하고 있지만, OO플란트로 임플란트 특화 고른이를 강조한 교정전문치과 아나파 등 치과 치료의 통증을 최소화한다는 내용의 진료적인 측면을 강조한 치과가 있는가 하면, 영어의 이니셜이나 예술가의 이름을 사용하여 감각적인 부분에 소구하는 경우가 많아졌다.

또 주목할 것은 형용사와 대명사의 등장이다. 행복 사랑 기쁨 따뜻한 즐거운 정겨운 편한 등 병원치료의 공포와 두려움을 덜고 병원과 환자로 다가서기 보다는 치료해 주는 개인과 아픈 개인으로 친근하게 접근하기 위한 차별화이다. 친근함을 더 직접적으로 표현한 이름이 당신 이웃 친구 등 라디오의 친근함을 표현할 때 주로 쓰는 당신 그대 등 여러분이 아니라 이제 너!! 바로 당신을 치료해 주겠다고 어떻게? 편안하고 따뜻하게…. 병원이름에 사랑이 들어간 병원이 정말 환자의 몸을 내 몸과 같이 사랑하는지 행복한 병원은 원장 직원 환자가 모두 행복하게 지내고 있는지 일일이 일해보고 방문해 보지 못해서 알 수는 없지만, 저마다 병원의 개성을 표현하고 스스로의 선택에 후회하지 않도록 열심히 해주고 있을 것 같아 기분이 좋다. 사실 00플란트도 임플란트 시술만 하지 않고 일반진료를 하고 있지 않은가?

최고의 진료가 최선의 서비스라고 믿고 오늘도 내 병원과 우리 병원을 위해 고민하고 노력하는 병의원 경영자 분들과 이야기를 나누고 지식을 확장할 수 있는 좋은 기회가 되기를 바란다.

선순환 모델의 이해

선순환모델

원장님은 직원에게 기대가 큰 만큼 실망을 하고 직원들은 대기업이나 은행 등 규모가 큰 직장에 다니는 가족이나 친구들과 본인의 처지를 비교하며 불만을 키워가고, 그런 냉랭한 분위기에 놓여있는 환자는 이 병원 저 병원으로 방황하는 모습이 그려졌다.

젊고 의욕이 넘치는 직원들이 병원을 위해 열심히 일할 수 있고, 병원은 그런 직원들을 위한 비전을 제시하고 그 안에서 꿈을 찾을 수 있는 무대를 제공하고 그 속에서 환자는 아늑한 기운과 편안함을 느끼고 언제나 우리 병원을 찾아 주었으면 좋겠다, 라는 이야기를 전하고 싶었다. 그런데 그 이야기를 구구절절 써 내려가려니 성에 차질 않았다. 누구나 한눈에 봐도 무슨 이야기를 하고 싶어 하는지 알 수 있고 실용적인 운영 모델을 고안하려 비즈니스 모델이나 동기 유발에 쓰이는 병원과 관련한 자기 개발 지침서를 찾아 만들 수 있게 되었다.

선순환모델은 앞서 언급한 것처럼 병원이 가장 병원다울 때 흔들림 없는 성공을 이룰 수 있도록 돕기 위해 고안된 모델이다. 앞으로의 사랑받는 병원연구소의 주요 업무는 선순환모델을 완성하고 전파해 병원다운 성공을 돕는 일을 오랫동안 하는 것이다.

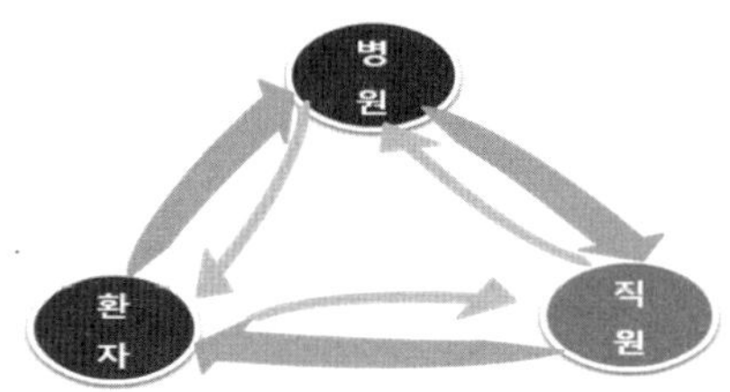

1-1 균형상태

[전제]

1. 각각의 화살표의 방향과 크기는 서로에 대한 관심과 투자를 말한다.

2. 개인이나 단체가 가진 에너지의 양은 점진적으로 증가하거나 소멸될 수 있으나 어느 시점에는 일정하다.

3. 서로의 관심과 투자의 흐름이나 크기는 완전하게 일치하기 어렵다.

4. 서로의 지속적인 노력과 관계유지를 통해 에너지 흐름의 양과 화살표의 방향은 변화할 수 있다.

CEM를 기초로

난 아직도 인터넷 사이트에 가입할 때 직업군을 묻는 질문에 의료인으로 해야 할지 서비스업으로 해야 할지 고민을 하곤 한다. 그 비율은 비슷하겠지만, 어림잡으면 서비스업으로 표시하는 경우가 조금 더 많은 것 같다. 실질적으로 난 의료기사이니까.

착한 병원이 되기 위해서는 진료 기술뿐 아니라 의료 서비스도 그에 못지않은 경쟁요인이므로 그동안 서비스 산업에서 사용되었던 CS CRM의 한계를 넘어 CEM실행을 근간으로 고안된 모델이기도 하다.

콜롬비아 비즈니스 스쿨의 번트 슈미트 교수는 기존의 고객의 정보를 데이터화를 기반으로 고객과의 관계를 고객 만족과 수익 극대화를 연결시키고자 다양한 고객 접점과 경험에 따른 심리적 변화 욕구를 무시한 CRM의 종식을 이야기하고, 소비자가 자사 브랜드를 경험(관계)하는 모든 상황과 그 심리적 과정을 분석 통합함으로 총체적으로 고객을 이해하고, 고객의 경험세계 분석을 바탕으로 하는 전략단계와 실질적인 고객관계(체험)형성을 위한 실행단계로 '충동적 구매' '이성이 아닌 감성으로' 수치가 아닌 감동으로 접근하는 결과가 아닌 과정과 실행에 중점을 두는 고객 만족 개념으로 정리하고, 고객과 접촉하는 직원들의 역할에 주목하고 CEM은 직원들부터 그들의 일터에서 올바른 경험을 할 수 있어야 효과적으로 이루어질 수 있다고 주장하였다.

처음 병원 친절이나 고객만족 교육은 항공사 승무원이나 대기업 직원이나 서비스를 교육하는 강사들을 초빙하여 이루어졌다. 병원에서도 이가 아픈 환자가 고객님으로 바뀌어 칭찬과 감사의 대상이 되고, 병원에 접객 매뉴얼이 생기기 시작했다.

우리에게는 "열 길 물속은 알아도 한 길 사람 속은 모른다."는 속담이 있다. 사람 속에는 천 갈래 만 갈래 속내가 있다. 또 해외로 가족 여행을 하는 사람의 속내와 밤새 치통 때문에 잠을 설치다 아침 댓바람부터 병원을 찾은 환자의 속내가 같지는 않을 것이다. 아픈 사람의 고통과 불안한 속내를 충분히 고려하여 선순환 모델에서는 몸이 아픈 고객을 환자로 재정의 하였다.

혹자는 병원 마케팅에서 소비자와 고객, 환자를 혼동하여 사용하지 말아야 한다고 주장하기도 하지만, 사랑받는 병원의 시작은 환자를 제대로 이해하는 곳에서 시작되는 병원 브랜드 특화전략 이자, 경험서이기에 환자로 이해하기로 한다.

본래 **CEM**은 **Customer Experience Management**이지만,

Emotion

Entertainment

Excellent

Essential

Ecstasy

등으로 확대 재해석하여 다각적인 접근방법을 제시하려 노력할 것이다.

사랑받는 병원을 향해

다양한 경험 세계와 개성을 가진 환자들 일일이 분류하자면 차트의 일련번호 만큼의 환자 분류가 생길 수 있는 각기 다른 사람들이 소개 광고 인접지역 등 여러 경로를 통해 병원으로 유입된다. 일개 병원이 이런 환자들의 모든 Want와 Need를 알아주고 해결해 주는 것은 불가능한 일이다. 그래도 병원을 찾는 이유가 가격이든 이동거리든 누구누구의 소개든 어디서 본 듯한 광고에서 든 간에, 모든 환자의 진심은 병원과 진단자와 상담자의 진심을 원한다는 것일 것이다.

하루에도 몇 번씩 장사꾼과 의료인의 마음을 오고 가면서 고민하게 되는 것들을 직원과 나누어 해결해 보자는 취지와 전문적 지식보다는 주로 개인의 병원생활의 경험담을 바탕으로 썼다.

최근 경영학에서는 성과위주의 고속성장보다는 상생원리에 의한 지속가능한 성장에 대한 연구가 추세이다.

이익 창출이 최우선이고 목표인 일반기업에 동반성장이나 사랑받는 기업에 대한 이론은 다소 거리가 있는 이야기처럼 들릴 수 있지만, 병원이라면 더 쉽게 환자에게 받아들여지고 덜 의심받을 수 있을 것으로 생각한다. 아이러니하게도 최근의 의료계 전반은 생존과 투쟁이 이슈가 되고 있지만, 선순환 모델의 경우 특히 중소병원에 더 빠르고 용이하게 적용해 볼 수 있는 저비용 고효율의 경영모델이라고 생각한다.

개인의원의 경우 인력구조는 병원 규모에 따라 다소 차이는 있겠지만, 원장 1인에 2~6인의 스텝으로 구성되어 있다. 한 병원이 한팀이 되어 명확한 목표공유와 일사불란한 의사전달로 탄탄한 팀웍을 구축할

수만 있다면, 그래서 아픈 환자들의 필요와 욕구를 제대로 위로할 수
있다면, 공룡치과의 가격공세와 네트워크 병원의 광고전략 등 어떤 변
화에도 크게 흔들리지 않고 내 병원을 지켜나갈 수 있게 될 것이다.

선순환 모델의 활용

만약에….

병원 새로운 환자가 많아 치과 매출 수준은 유지된다.

재신환의 발길이 뜸하다.

특별히 생각나는 트러블이 없는데 직원이 자꾸 떠난다.

세상에 믿을 직원 아무도 없다는 생각이 든다.

옆 병원이 내 병원보다 잘된다고 생각한다.

요즘 환자들은 언제든 떠날 거라 생각한다.

회식하는 돈이 아깝다.

직원 출근하는 발걸음이 무겁다.

환자들이 한꺼번에 몰려오는 것이 부담스럽다.

자꾸 구인 사이트를 보게 된다.

진료시간 오버되는 것이 출퇴근 교통체증보다 더 싫다.

회식 시간은 근무시간의 연장이라는 생각이 든다.

환자 클레임이 있으면 같이 짜증이 난다.

환자 아파서 가까운데 찾아 들어왔는데 분위기가 썰렁하다.

불편한 곳을 얘기는 안 하고 딴 얘기만 한다.

사소한 것부터 자꾸 의심이 들기 시작한다.

의사와 직원의 말이 달라 어떤 걸 믿어야 할지 모르겠다.

10분 지났는데 2시간은 앉아 있었던 것 같다.

치료의 내용 등을 설명 들었는데 잘 기억나지 않는다.

병원은 잘 알아보고 다녀야겠다는 결심을 하게 된다.

그렇다면 순환장애형 모델을 의심해 볼 수 있습니다. 각자의 에너지가 각자의 주위로만 흐르는 상태를 말한다. 한 공간에 있지만 서로가 동상이몽을 꿈꾸는 냉랭한 병원이 되겠죠. 병원은 직원과 일하는 것이 부담스럽고 직원은 자신을 인정해주지 않는 병원은 언제든지 떠날 준비를 하고, 둘의 공통점은 친구들을 만나면 서로의 험담을 늘어놓는다는 것이다. 지나가다 간판보고 들어온 환자는 왠지 모를 차갑고 무거운 분위기에 치료를 받기는 받겠지만, 당장 급한 것만 치료하고 다신 안 올 생각을 한다.

접수를 하고 대기를 하던 환자가 갑자기 급한 일이 생겼다며 자리를 박차고 일어나는 경우, 기다리는 동안 잠깐 볼일 좀 보고 오겠다고 나가서 돌아오지 않는 환자가 되어 버리는 경우, 진료를 받기도 전이고 진료수가를 얘기한 것도 아닌데, 무엇이 마음에 걸렸을까 고민해 본적이 있다. 물론 정말 급한 약속이 있을 수도 있겠지만, 간판은 화려했는데 막상 들어와 보니 병원 인테리어는 88년식이라 실망했거나, 아님 분주해 보이는 것이 자신의 치료를 대충해줄 것 같아서, 인사하는 직원의 태도가 마음에 안 들어서 등등 수도 없이 많은 MOT가 있겠지만, 전체적으로 들여다봤을 때 무언가 환자 본인이 생각했던 병원에 대한 기대에 미치지 못했을 때 보이는 소극적 행동이다.

카페테리어 구석에 있는 남녀가 싸우고 있는지, 즐거운 이야기를 하고 있는지, 라이브 카페의 남녀가 불륜인지 부부인지 그 사람들의 이야기 소리가 들리지 않아도 그 둘의 분위기는 어느 정도 직감할 수 있다.

환자도 마찬가지 아닐까? 본능적으로 불편함을 감지하면 주저 없이 자리를 떠난다. 그러면서 마음속으로 **이놈의 병원은 out**이라고 **마음속에 각인시키게 된다.**

얼굴에 난 점 때문에 집 앞 피부과에 갔다. 평일 낮 시간 이어서 인지 환자는 없다. 직원들은 리셉션자리에 앉아 무엇에 쓸지도 모를 신문지를 오리며, 일어나보지도 않고 인적사항 적을 종이를 내민다. 접수를 하기는 했지만, 몹쓸 병원으로 각인됐다.

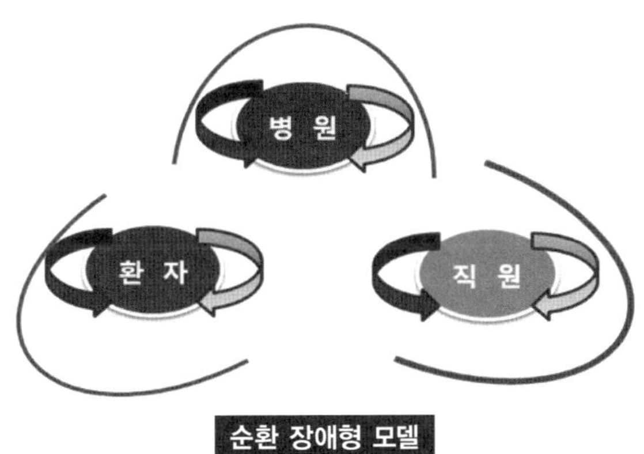

극단적인 예이기는 하지만 위 상황이라면

병원은 직원이 퇴직금 지급시기 전에 나가주어서 퇴직금도 벌고 어차피 안 맞는 직원인데 맞는 직원 구인하면 되니 마음속으로 은근히 직원이 나가주기를 바랄 수 있다. 그러나 당장은 이익이라고 생각할 수 있지만, 계속적인 구인을 통해 스텝을 충원하며 매뉴얼과 시스템이 사장되는 결과를 감수해야 하고, 구인 사이트의 장기 구인은 구직자의 기피대상 병원으로 낙인 찍히게 된다. 큰돈 들여 만든 매뉴얼은 교육 연계가 힘드니 사장되거나 이면지가 되고, 재료나 기구가 적출물 통에서 발견되는 경우를 목격하게 된다. 부가적으로 교육비 유니폼구입비용 구인광고비 인터뷰 시간의 투자, 환자의 불안감 조성 등 금전적으로 계산하기 어려운 피해를 보게 될 수 있다. 환자들이 적어지면 매출이 떨어지는 건 감수해야 하고 떨어지는 매출을 참을 수 없다면 막대한 광고비를 부담해야 하고, 의료인의 자부심과 가격할인 사이에서 갈등을 겪어야 한다.

직원은 어떤가? 당장은 10~20만 원 더 받고 직장 옮기면 행복지수가 수직으로 상승할 것 같지만, 장기근속 시 받을 수 있는 여러 가지 휴무나 급여 복지 혜택은 포기해야 하고 근속 기간이 짧은 이력서는 어디서든 환영받지 못한다. 직원들 사이에서는 병원에서의 근속연수와 전체 연차나 연령에서 오는 서열 문제 등 여성 종사자들이 많은 조직의 특수성에서 오는 민감한 부분까지 감안하면 누구나 쉽게 내릴 결정은 아니다.

환자는 아픈 치아를 부여잡고 그래도 현명한 선택을 위해 인터넷 검색과 SNS의 무한 RT를 반복한 후 마지막으로 주변인의 인증을 받아 심사숙고 끝에 결정해 내원했는데 병원 분위기가 냉랭하고 사무적이며 조금만 지나면 원장과 직원이 갑자기 무림 고수로 변해 말렛과 미러를 무기 삼아 고상한 의학용어 대신 육두문자를 써 대며 서로를 물고 뜯고 할 것만 같아 불안하다. "제대로 낚였다."라고 생각하게 될 것이다. 그러면서 속으로 굳게 다짐하리라 '앞으로는 부모님만 믿으리라' '이왕 왔으니까' '사랑니는 동네 치과에서는 잘 안 빼주니까' '임플란트는 알아본 중 여기가 제일 싸니까' '지금 당장 아프니까' 영영 이별한 생각만 하게 되겠지.

우리는

원장은 직원에게 존경받고 병원 일을 솔선해서 일 해주는 직원과 직원은 직원의 꿈도 챙겨주는 원장님 자신을 인정하고 믿고 맡겨 주는 병원에서 출근길이 가볍고 살짝 느껴지는 긴장감에 설레며 출근해서 다른 직원들과 환자들을 기쁜 마음으로 기다릴 수 있기를 바란다. 병원 밖에서야 아무리 불황이다, 치열한 경쟁, 적자 생존을 외쳐도 믿고 찾아주는 환자마다 최선의 진료를 다하고 노력한 만큼의 대가를 당당하게 받아서 위시리스트의 품목들을 하나씩 장만해 갈 수 있는 적당한 보수를 받아 좋은 사람들과 맛있는 식사를 할 수 있고, 자기 개발할 수 있는 시간적 여유를 가지길 바란다. 가끔 걸려오는 전화는 치료해 주셔서 감사하다는 환자의 전화와 병원 직원들 생각나서 사왔다며, 환자가 내놓는 주전부리를 트위터에 자랑삼아 올리고 회식 날을 손꼽아 기다리고 그런 날이면 직원끼리는 죽고 못 사는 자매가 되어 2차 3차를 외쳐대는 동료들 다음날 서로에게 집에는 잘 들어갔느냐는 안부를 묻고 원장님 책상엔 숙취해소 음료를 올려두는 센스 어딘가에는 있을 법한 병원의 모습이지만 전생에 지은 죄가 많은 나는 아직 경험해보지 못했다.

저마다 다소의 견해차와 좋은 직장이나 삶의 질에 대한 우선순위에 차이가 있겠지만, 자신의 능력에 맞는 적당한 긴장과 이를 해결할 수 있는 팀웍과 문제 해결 후 맛볼 수 있는 성취감이 적당한 주기로 반복되며, 저마다 소질과 개성으로 자기 개발할 수 있는 일터, 병원과 직원 사이에 사이가 좋을수록 직원들의 역할분배와 병원에 힘의 방향조절에 신경을 써 주어야 한다. 자칫 개인에게 흐르는 에너지는 일정하다는 전제를 가정했을 때 직원이 병원(원장)에게 에너지를 많이 쏟는다면, 환자에게는 당연하게 다소 소홀해 질 수 있기 때문이다.

자각하기에 우리 병원 분위기는 이렇게 좋은데 왜 점점 쉬는 시간이 늘고 예약장부는 비어만 가는 걸까? 의문이 생긴다면 아래 모델에 대한 진단을 내려 볼 수 있는 것이다.

직원들의 애정공세에 정신이 혼미하여 직원이 원장님과 직원의 질적 삶에 치우쳐서 환자에 대한 관심과 애정이 상대적으로 빈약해 진 것을 감지하지 못하고 있는 상태이다. 병원과 직원들의 적극적인 애정공세가 없을 때에도 끝까지 남아 의리로 병원에 무조건적인 애정을 표현할 환자는 원장 가족 직원 가족 무료진료 환자 외엔 사실 없기 때문에 원장님의 머릿속에 있는 이상적인 균형은 깨지고 환자는 점점 줄고 직원과 대면해야 하는 시간은 더 늘어나게 될 것이다. 원장님이 자신의 외로움을 감수하고라도 직원의 관심과 애정을 환자로 돌릴 수 있도록 결정을 내려주어야 한다.

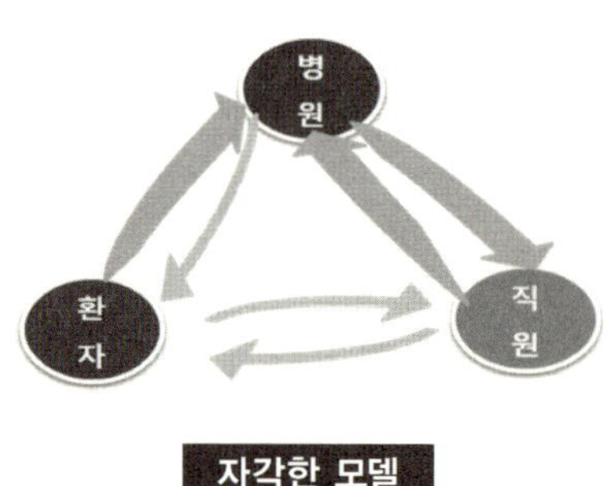

자각한 모델

우리끼리 똘똘 뭉쳤으니 우리 병원은 잘 될 거라는 귀여운 믿음은 병원과 직원간의 우호적인 감정의 흐름은 환자에게도 좋은 영향을 주기 때문에 조금의 효과는 있겠지만, 환자가 원하는 것에 대한 이해 부족으로 실제는 아래와 같은 모형을 이루는 경우일 것이다.

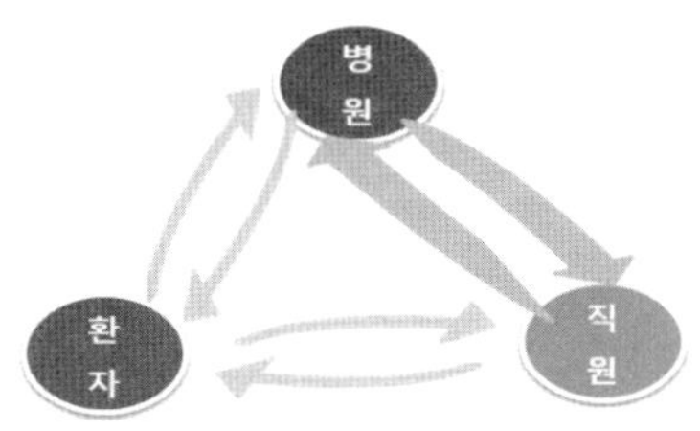

위기의식을 느낀 병원이 갑자기 적극적인 환자 유치를 위한 광고와 홍보나 기타 비용을 과도하게 지출하면 병원의 에너지도 한정된 자원이라고 감안했을 경우 병원=>환자간의 에너지양을 늘리면 자연스럽게 직원에게 가는 에너지의 흐름이 약해지는 결과를 낳게 된다.

대부분이 여성 근로자로 구성되어 있는 병원 인력구조의 특성상 여자의 촉으로 인한 변화한 병원의 정책과 원장님의 변화는 직원의 질투심을 유발하고 내성적인 직원은 상실감과 자의식에 빠질 수도 있다. 야박하게 대하다 잘해주는 것에 대한 거부반응은 적지만, 잘 대해 주다 조금만 덜 잘해 줘도 서운함을 느끼는 것이 사람의 심리인 것 같다.

병원에 대한 환자 충성도를 회복하기 위해 환자를 위한 병원의 발 빠른 노력과 직원의 관심과 애정을 환자 쪽으로 이동하는 방법을 선택하는 것이 바람직하다. 직장에 대한 만족도 저하는 직장 이탈의 원인이 되기 때문이다. 이럴 경우에는 병원 충성도 회복을 위해서는 원장의 외로움이라는 희생을 감수하고라도 직원의 열렬한 지지의 화살표를 직원⇒ 환자 간 선순환 모델로 회복할 것을 권한다.

선순환 모델은 아직 완성된 건 아니고 사랑받는 병원을 통해 도입단계에 있다. 환자관리에서 인사관리 마케팅 등 잘되는 병원을 위한 제반 조건의 모든 요소가 상향 평준화되면서, 더 많아지고 더 비싸지고 더 복잡해 지고 있다. 각박한 현실에서 잘되는 병원을 오래 지속하여 발전시키는 일은 어쩌면 불가능할지도 모른다. 하지만, 수많은 변화에서 환자들이 병원에 비라는 니즈의 변히지 않는 진리를 찾을 수 있다면, 어렵지만도 않으리라는 확신이 내게는 있다. 여러 병원과 특히 중소규모의 병의원이나 치과를 운영하시는 원장님과 병원 관계자분 들이 난관에 부딪히거나 스스로 변화의 돌파구를 찾아야겠다고 생각할 때 쉽게 체크하고 자구책을 찾을 수 있는 자가진단 모델로 병원이 더 좋아지길 바라는 마음을 담아 사랑받는 병원 로드맵으로 개발되어 질 것이다.

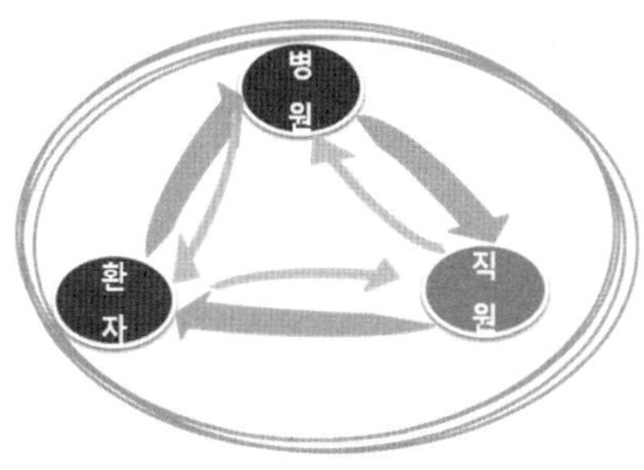

사랑받는 병원의 관계 강화 모델의 예

PART 01

서비스 관리

선순환 모델의 실천 (직원 ⇒ 환자)
환자를 사랑하라
그럼에도 불구하고 사랑하라
Over the Clinic _ **Something like**

선순환 모델의 실천편 (직원 ⇒ 환자)

실천 편 1에서는 결과 회수는 다소 느리지만, 병원 오너의 실천 의지만 있다면 언제든지 실천이 자유롭고 강력한 실천 의지만 있다면 투자비용이 적으며, 투자 대비 효과는 큰 직원 ⇒ 환자의 흐름을 강화할 수 있는 방법에 대해서 본편을 시작하려고 한다.

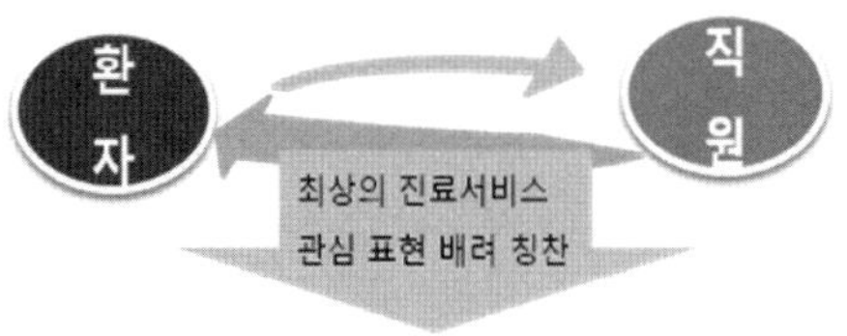

　원활한 에너지의 흐름을 위해서는 선순환 모델에서 어느 하나 중요하지 않은 것이 없지만, 이론과 전문적인 내용을 다룰 인적자원관리나 마케팅 관리 등의 내용보다는 병원 일선에서 일 해오며 느끼고 안타까워하고 꾸준하게 몸으로 배워 온 내용들을 먼저 이야기하려고 한다. 그리고 병원 문화를 만들어가는 일은 오랜 기간 자연발생 되고 진화를 거듭해야 하는 일이다. 대부분의 병의원 마케팅 관련 서적을 보면 의료 브랜드를 만들라고 이야기한다. 개인 병의원의 경우 원장의 방향성이 병원의 브랜드가 된다. 여러 첨단장비나 의료진의 화려한 이력과 경력 치료가격 새로운 의료기술의 도입 등 우리 병원을 특화할 수 있는 방법은 각양각색 병원마다 특화된 전략으로 차별화 할 수 있겠지만, 최근 트렌드를 감안한다면 그 모든 것을 통칭해서 서비스로 결론지을 수 있다. 이노디자인의 김영세 대표는 "브랜드는 소비자의 기억에 각인 되는 것"이라고 정의했다. 병원이 주고 싶은 것이 무엇인지 보다 환자가 받고 싶은 것을 주는 전략이 성공한다. SNS의 발달로 병원의 치료 방법에서 원장의 이력, 접수 받는 리셉션리스트의 외모와 유니폼의 모양도 비교 대상이 되고 있다.

환자 요구의 공습

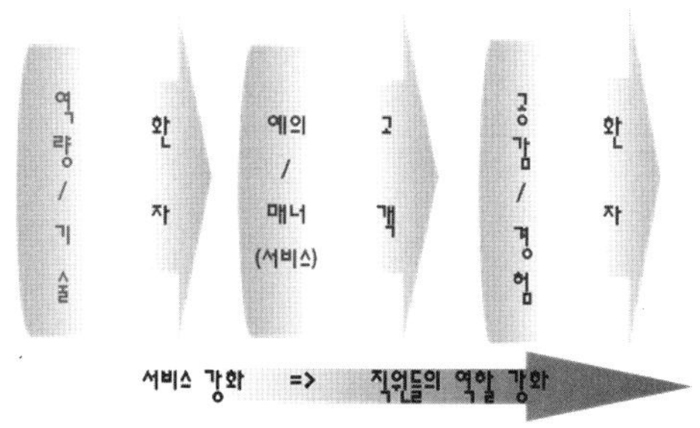

환자 요구의 공습

과거 병원보다 진료를 받아야 하는 사람이 월등하게 많았을 때에는 의사의 면허와 고딕체로 쓴 병원 간판 하나로 마케팅 전략이 완성되던 때가 있었다. 그때는 아마도 병원과 환자가 원하는 것이 서로 명확했다. 환자 입장에서는 아픈 곳을 치료해 주고 신체의 기능을 회복시켜주기 바랐을 것이고 그 대가로 진료비를 지불하면 오케이, 병원입장에서는 이번 치료는 "오늘이 마지막이고요. 다음에 아프거나 불편하면 오세요."라고 하는 한마디가 환자 리콜의 끝이었다. 지금처럼 리콜을 활발하게 할 통신수단이 발달하지도 않았지만, '무소식이 희소식' 아프면 오겠지 하던 호랑이 담배 피던 먼 먼 옛날이야기가 있었다.

그다음 단계로 CS와 CRM 고객관리 프로그램이 도입되어, 백화점이나 미용실에서 이미 서비스 학습이 된 환자들을 교정이나 심미치료 치아미백 고가의 임플란트 환자로 유치하기 위해서 인터넷 광고를 비롯한 공격적인 마케팅 믹스와 병원 내부 서비스 경쟁이 치열해 지기 시작했다. 병원코디네이터나 병원 마케팅을 전문으로 하는 전문 인력이 많지 않았기 때문에 주로 승무원이나 보험사의 텔레마케터 교육자 출신의 서비스 교육이 네트워크 병원을 중심으로 이루어지고 워크샵 등을 통해 외부강의를 받거나 매주 자체 세미나를 통해 병원 인력과 서비스 사례를 연구하는 경우도 생겨났다. 일정한 톤의 전화 응대와 접대용 멘트 환자 내원 시 일정한 각도의 인사 두 손으로 명함 전달하기 솔 톤으로 대답하기 환자의 눈높이에 위치한 알림판 정해진 요율에 따른 사은품 일정한 진료실 안내 멘트 등 반듯하고 엣지 있는 서비스 매너를 중시하는 문화가 유행했고, 여전히 주로 사용되고 있는 추세에 있다.

아직도 과거의 스타일을 고수하는 병원과 아직 중간 단계의 서비스형태가 병원에는 많이 사용되고 있지만, 이제 고객들은 시시각각으로 달라지는 서비스 공략에 지쳐 있고, 내성이 생겨버린 서비스는 더 이상 서비스로서의 기능을 상실하고 영악한 환자는 병원의 서비스를 역 이용하는 사례까지 발생하고 있다. 정기검진이나 생일 대상자를 위한 단체 문자는 이제 스팸 메시지 취급을 당한다. 이런 까칠한 환자들도 새로움에는 열광하며 SNS를 통해 활발하게 병원 홍보를 담당해 주는 적극성을 보이는 환자도 생겨나고 있다.

의료인지 의료서비스 인지를 가르는 고민은 과거처럼 병원 단위당 환자를 보장받을 수 있다면, 치과와 병원을 소유하는 것만으로도 존경받으며, 확실한 수입을 보장받을 수 있는 상황이라면 나중에 해도 되는 고민이다. 백화점이나 비행기에서 받던 서비스에 양질의 진료는 물론 아파서 받은 통증을 해결하고 통증으로 인해 힘들었을 본인의 처지를 이해 받고 위로 받기를 원한다. 환자의 엉덩이가 체어에 닿기도 전에 환자의 고통을 알아내는 일은 독심술을 따로 연구하지 않고서야 알아내기 어려운 문제이다. 그래서 최대한 많은 사람의 도움이 필요하다. 서로의 경험세계를 이해하는 일은 비슷한 경험을 한 사람들끼리 가장 빨리 통한다. 요통을 앓아 보거나, 치통을 앓아본 사람, 원장이나 경영진이 환자들이 겪었을 많은 경험을 모두 체험해 볼 수는 없다. 그 밖에도 환자에게 따뜻한 인사를 전하고 이름을 기억하고 옷차림이나 머리모양을 기억하는 일도 일일이 기억하기도 힘든 환자와의 접점은 병원 어디든 흩어져 있는 직원들의 협조를 통해 환자들에게 사랑받는 병원으로 거듭나기 위한 방법을 모색해 보자.

모 보험 지점장님이 환자로 오셔서 친해진 경우가 있었다. 한번은 같이 식사할 기회가 있었는데 지점장님 말씀이 '수많은 설계사를 교육시키고 나도 여러 고객을 만나지만, 대부분이 그 설계사에 그 고객'이라는 말씀을 하신 적이 있다. 꼬장꼬장하고 철두철미한 설계사 고객은 하나

같이 따지기 좋아하고 꼼꼼하고, 털털하고 술 마시면서 계약한 고객은
또 개인적인 친분을 더 중요하게 여기며 인간적인 설계사를 따르게 되
더라고 해 주셨던 말씀이셨다. 보험회사 직원의 보험에 대한 지식과 보
험에 대한 필요보다는 나에게 적합하게 설명하고 나와 얼마나 닮았으며
나를 얼마나 이해하느냐가 고객들의 최종선택에 중요한 요소 중 하나로
작용했기 때문이다.

병원에서 이직하거나 취직하는 경우에도 비슷한 경우가 있는 것 같
다. 외향적이고 목소리가 큰 원장님이 계신 병원은 외향적인 직원과 환
자가 많고, 내성적이고 차분한 원장님 병원엔 비슷한 성향의 직원들이
많고, 나야 후자의 병원에서 오래 일해 볼 기회는 많지 않았지만, 서로
가 통하고 쉽게 이해할 수 있는 상대에게서 마음의 문은 더 빨리 열리
는 것 같다.

예전에 진료와 상담을 투톱 체제로 했었다. 한 사람의 월차나 휴가로
인한 빈자리를 대신해서 포지션을 채워주는 방법이 아니라 환자의 성
향에 따라 각기 다른 환자를 담당해 상담을 진행했다. 성품이 내향적이
고 꼼꼼하고 수 계산과 경제관념이 투철한 실장은(나 아님) 데스크 업무
와 보험청구를 담당하며 치료 상담은 주로 사회생활을 하고 있는 중년
남성 분과 비용비교와 인근 치과와 진료의 사전 조사에 대해 사전 조사
를 하시고 오신 환자의 상담을 주로 담당하고, 외향적이고 직접적으로
치료 계획으로 접근하기보다 친근 함으로 어필하는 나는 주로 젊은 여
성분과 성격이 급한 남성 노년층과 인터넷 상담을 통해 내원한 환자분
들을 담당하게 되었다. 개원 초기부터 누가 누구를 맡아 상담하는 식으
로 정해서 채용된 건 아니지만, 목소리가 크고 와일드한 성격인 환자와
좁은 상담실에서 1:1로 대면하는 걸 다른 상담실장이 버거워했다. 나 같

은 경우는 A~Z까지 체크하시는 분에게 짜여진 듯 치료계획이나 비용을 설명하는 것이 답답하고 힘들어 진료실 업무를 핑계 삼아 다른 실장에게 위임하는 경우가 생기면서 서로의 영역이 자연스럽게 자리 잡게 되었고 상담 성공률도 좋았다., 다양한 개성과 다양한 요구를 가진 많은 환자를 상대하다 보면 그 어느 상담의 달인이라도 막막하거나 제자리를 빙빙 도는 경우가 생긴다. 이럴 때에는 끝까지 환자와 담판을 짓고야 말겠다는 승부욕은 잠시 내려두고 병원과 모두를 위해 환자와 더 원활한 소통을 이룰 수 있을 것 같은 직원에게 바통을 터치하는 것이 좋은 결과를 예측할 수 있다.

환자와 가장 잘 어울릴 것 같은 직원을 매칭해 주는 일이 스마트한 시대에 리더의 덕목이 아닐까?

1단계 환자관리

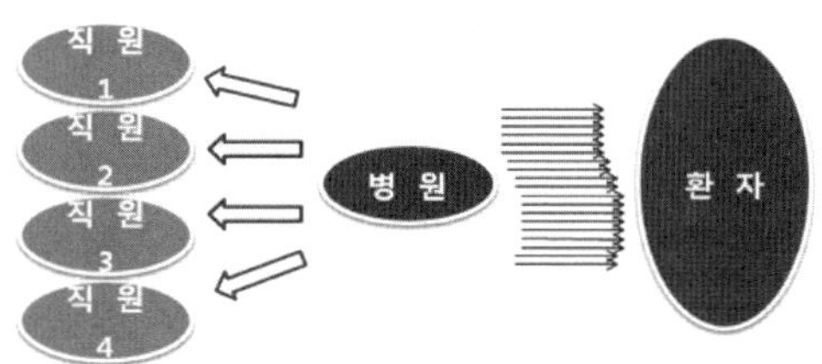

1단계 환자관리

진료 자체만을 유일한 서비스로 여기던 때는 인체를 대상으로 하는 업무이다 보니 크고 작은 실수 때문에 마음 놓기 힘들어 직원과 환자를 병원이 매개체가 되어 직원 환자 간의 관계가 성립되었다. 오더가 없거나 매뉴얼화 되어 있지 않으면 환자에게 지금 필요한 간단한 조치도 돕거나 상급자에게 건의할 수 없는 시스템이다. 이런 경직된 문화에서는 상급자는 지시와 통제를 하고 직원은 통제와 지시의 대상이 되어 정해진 업무 이외의 다른 생각뿐 아니라 행동도 제재를 받기 때문에 곁에서 환자나 동료가 어려움을 겪어도 자신에게 주어진 업무만을 처리하는 부작용을 초래하게 된다.

중소규모의 병원에서 매뉴얼과 시스템을 강조하는 문화를 개인적으로는 경계하는 편이다. 매뉴얼이 잘 이루어지면 일상적인 진료가 이루어질 때는 더할 나위 없이 편한 시스템이 되지만, 직원의 이직이나 휴가 등 부재시나 직원 간 관계가 소원할 땐 오히려 서로를 곤경에 처하게 하기 위한 방법으로까지 악용되는 경우를 보았다. 문책과 추궁을 피하기 위해서 직원은 환자 사이에 애정도와 관계를 향상시키기 위한 시간을 갖기보다는 본인이 해야 할 체크리스트를 챙기기에 급급해진다. 환자와 직원 수만큼 다양해지는 돌발상황을 양쪽 모두를 관리해야 하는 병원과 중간관리자만이 분주해 지는 현상이 불거진다. 관리와 통솔에 용이함과 권력 집중으로 오는 조직과 중간관리자의 개인적 인센티브 만을 생각한다면 효과적인 관리 시스템이 될 수 있지만, 병원 서비스 자체의 특성상 즉시 발생하고 소멸되는 특징이 있어서 규격화가 힘들다는 특징이 있기 때문에 아무리 작은 규모의 병원에서 고만고만한 질환의 환자를 보더라도 서로 다른 반응을 보이는 환자들을 상대하는 병원진료의 특수성을 이해한다면 직원과 환자의 위치 관계를 재정의해 볼 필요가 있다.

2단계 환자관리

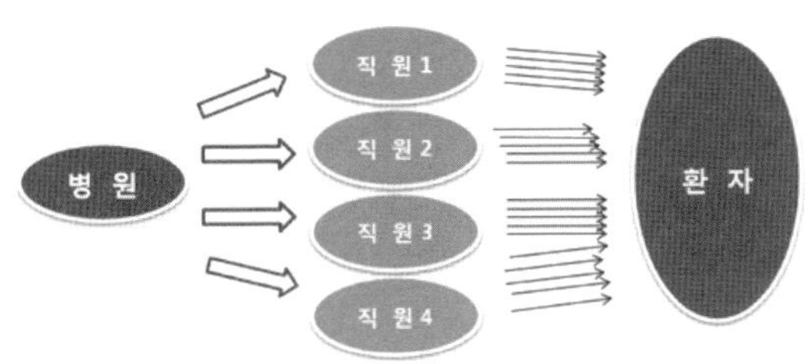

병원은 업무의 속성상 인체를 대상으로 일하다 보니 한시도 긴장을 늦출 수 없는 게 현실이다. 그러다 보면 원장은 환자에 대한 일정 업무를 스텝에게 맡기고도 항상 불안할 수밖에 없다.

2단계 모델이 이루어지기 위해서는 원장과 직원 간의 충분한 사전 협의를 통한 의견 일치가 이루어져야 한다. 직원에게 환자에 대한 최대한의 업무권한을 주어지되 명확하고 확고한 업무의 한계도 사전 합의를 이루어야 하며, 병원 자체의 보고체계를 만들어 환자와 직원 사이에 이루어진 치료의 진행 정도와 개인적인 정보는 기록으로 공유가 되어야 병원과 직원 간의 관계를 투명하게 개선시켜 나갈 수 있을 것이다. 단, 환자와의 지속적인 관계를 통해 알게 된 개인적인 사생활과 환자와 이루어진 비밀에 대해서는 병원 측에서 강요하여 알려고 하지 말아야 하며, 직원 사이에서도 회자되지 않도록 주의해야 할 것이다.

환자 풀이 커지면 중간관리자의 영역을 확대하고 각 팀제로 운영된다면 빠르고 효과적인 조직개편을 진행할 수 있는 장점이 있다. 1단계 모델의 경우 환자 풀이 커질 경우 관리자를 임명하고 직원의 추가 채용시 의사전달 과정 단계가 늘어나고 승진체계에 대한 직원의 불만이 생길 수 있다.

직원과 함께하기

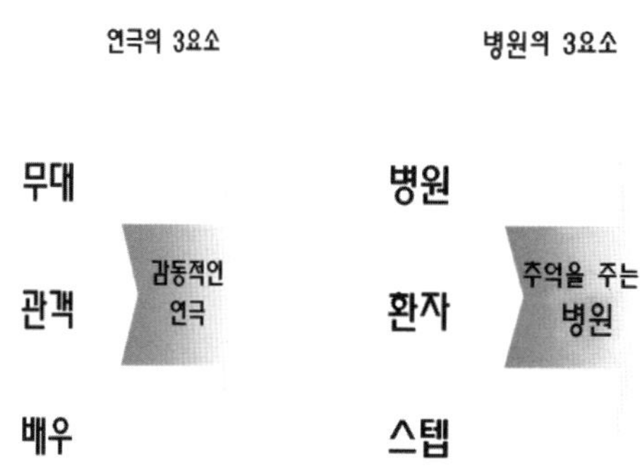

연극의 삼 요소와 병원의 삼 요소를 비유하여 자기 소개서에 나를 소개한 적이 있었다. 내 친구는 스텝 대신 질병을 넣는 것이 좋겠다고 조언하기도 했지만, 한 편의 연극이 관객에게 웃음을 줄 것 인지 눈물과 감동을 줄 것 인지 교훈과 사색을 줄 수 있을지는 무대를 구상하는 감독에 의해 좌우된다. 이처럼 병원이 어떤 컨셉으로 환자에게 다가갈지를 정하는 것은 온전하게 병원과 원장의 선택이 그대로 그 병원의 브랜드가 된다. 연극의 방향을 정했다면 연극의 흐름을 원활하게 할 요소들을 선택하게 된다. 무대 디자인 의상 조명 음향 소품과 캐스팅 등 주제에 부합하고 관객을 최대한 극에 몰입하게 할 모든 수단을 주어진 여건 안에서 집중시킨다. 하나의 병원을 개원하기 위해서도 이와 유사한 과정으로 진행된다. 병원의 컨셉을 정하고 입지를 정하고 이름을 정하고 인테리어 테마를 정하고 기구와 집기를 들이고 직원을 모집하는 과정을 거쳐야 하는 많은 어려움이 수반되는 즐겁고 설레기만 하는 과정은 아니지만, 결과가 좋다면 보람된 일임은 확실하다.

관객에게 감동을 주기 위해 감독은 자신이 알고 있는 모든 영역과 자원을 활용한다. 병원도 새로 도입한 의료장비의 효율을 최대한 높이기 위해 장비에 대해 공부하고 홍보물에 첨부하기도 하는 것처럼 직원 사용 설명서를 잘 읽어보고 직원의 기능과 특장점과 주의사항을 꼼꼼하게 체크해서 사랑받는 병원이 되기 위해 최대한 활용하도록 하자. 무대에서 감독(원장)의 숨은 의도와 의식을 표현해 관객(환자)과 직접적으로 소통하고 박수와 감동을 이끌어 내는 절대 요소는 배우(직원)가 아니던가. 이 장에서는 이론적인 직무명세표 등을 나열하기보다는 감성적 동기 부여 방법에 대해 말해보도록 한다.

방송국에서 일하는 친구 덕에 내 돈 주고 가라면 아까워서 못 갔을 국악연주회 오페라 뮤지컬 교향악을 보기 위해 퇴근하기가 무섭게 예술의 전당으로 달려갔었다.

뮤지컬이나 오페라는 좀 나았지만, 국악연주회나 교향악단의 연주는 처음엔 졸리고 워낙 비싼 표라고 하니 참고 보았지 재미를 붙이기 쉽지 않았다. 본연의 연주를 즐기기보다는 심벌즈나 큰북 같은 악기가 한 곡 안에서 몇 번 연주하는지 세는 버릇이 생긴다. 그리고 단원들이 작은 체구의 지휘자 지휘에 집중하는지 보게 된다. 관람 횟수가 거듭되면서 마음이 편해지고 정화되는 느낌을 받는다. 음악에 대해 더 알았다면 충분히 즐길 수 있었을 텐데 하는 아쉬움이 남지만 좋은 경험들이었다.

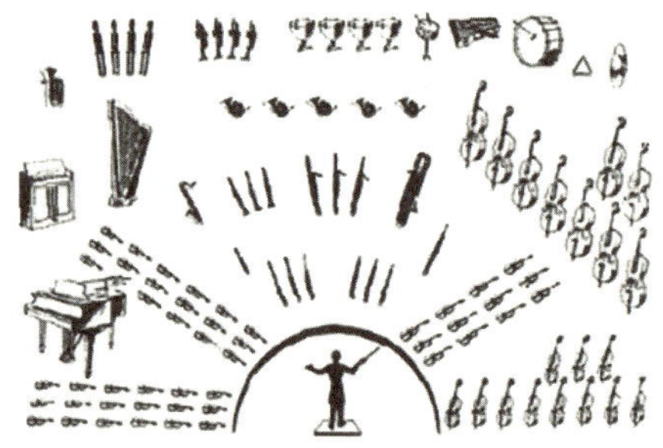

지휘자는 공연에 대가를 지불하고 시간을 쪼개서 기꺼이 연주를 들으러 온 관객을 감동시키기 위해서 지금 이 순간 무엇에 몰입해야 하는지 알고 있다.

함께 고생한 연주자가 최상의 연주를 할 수 있도록 관객을 등지고 지휘를 한다. 연주자를 통해서 관객에게 감동을 전하려 전력을 다한다. 관객에게 직접 악보나 대본을 던져 주거나 지휘자 스스로 연주를 하는 일은 없다. 그날 공연에서 바이올린 현이 끊어지는 일이 있었더라도 연주에 대한 평가는 전적으로 관객에게 있다.

다행인 것은 우리 병원 직원은 오케스트라 단원이나 합창단원 수 만큼 많지 않고 환자마다 다소 차이는 있지만, 환자는 서비스에 대해 관객보다 더 많은 비용을 지불한다.

토크 쇼에 출연한 지휘자에게 사회자가 질문했다. '솔직하게 연주 중에 연주자들이 지휘자를 안 보는 것 같다.' 지휘자는 '이미 충분한 연습과 커뮤니케이션 과정이 있었기 때문에 연습처럼 하면 된다.'고 대답한다.

잘 훈련되고 병원과의 충분한 커뮤니케이션 과정을 거친 직원은 그 어떤 마케팅 도구보다 강력한 마케팅 채널이 되어 줄 것이다. 또한, 그 어느 의료장비보다 예민하고 유지비용이 많이 드는 직원을 활용하지 않을 이유가 전혀 없다.

어떻게 시작할까?

존 그레이의 『화성에서 온 남자 금성에서 온 여자』에서는 남자와 여자는 사는 별이 달라 같은 사물과 사건에도 다른 반응을 하고 같아질 수 없다는 주제를 여러 사건과 사례를 통해 가볍고 재미있게 풀어 이야기해 남녀심리분야의 스테디셀러가 됐다.

어느 날은 원장과 직원 생각의 거리는 화성과 금성의 거리보다 더 멀게만 느껴진다. 같은 공간에서 같은 일 같은 사건에 다르게 생각하고 다르게 행동하고 다른 꿈을 꾼다. 거기에 대부분의 원장님은 남자 병원 진료인력은 대부분 여자이다 보니 우리 사이는 빙글빙글 돌고만 있다.

직원이 병원과 환자에게 마음을 열고 자유롭게 소통할 수 있는 방법을 찾아보도록 하자.

에드워드 데시 교수는 직원들의 내발적 동기를 높이는 최고의 수단으로 첫 번째로 자율성의 욕구(스스로 자기가 자신 행위의 '원천'이고 싶어 한다.) 건

망증이 심한 직원이 있었다. 기다가 큰 네트워크 병원에서 일한 경력이 있어서 작은 치과에서 기계장비 기구 등 사용설명을 해주면 한쪽 입을 올리며 쓴웃음을 지었다. "앞으로 재료정리와 주문은 박 선생님이 전담하지." 당장 수첩을 새로 준비하고 곳곳의 서랍을 정리하며 열심히 했지만, 처음 두 달 정도는 빼먹고 주문하는 경우가 많아 여러 번 주문했지만, 나무라지 않았다. "파노라마 커버가 없는데 주문해 주세요."라고 작은 것도 내가 주문하거나 명령하지 않고 익숙해지기 전까지 잔소리하지 않았다. 중간에 이 정도도 못하면서 라고 잔소리하고 싶은 걸 꾹 참아낸 보람이 있었다. 스스로 실수를 거듭하면서 큰 병원과 비교하는 버릇도 없어지고 재료 정리나 주문은 알아서 잘하게 되었다. 재료는 어느 것이 좋은지 같은 재료는 어디가 더 저렴한지 찾아서 주문하고 같은 용도이거나 비슷한 용도의 가격차이가 많은 재료의 경우 외에는 모든 주문은 재량에 맡겨 두었다.

칫솔 한 개만 달라고 하는 환자에게 돈 주고 사셔야 한다고 일언지하에 거절해서 환자에게 무안을 주는 일.

대기실에서 보던 책마저 보고 다음에 가져다주어도 되겠는지 물어보는 환자에게 흔쾌히 "Yes"라고 말할 수 있는 자율성이 귀 병원에는 있으신지요?

진료위임 외에도 하루에도 여러 번씩 크고 작은 결정으로 환자와 마음으로 가까워질 수 있는 순간들은 얼마든지 있다. 지금 포털 사이트 인기 단어 일회 클릭보다 저렴하고 빠른 순간들을 두 눈을 뜨고도 놓치고 있는 것은 아닌지 각 병원의 MOT를 다시 한번 정검 해 보기를 권한다. 그 모든 순간에 책임자가 동행할 수 없다면 환자를 정말 사랑할 수 있는 자유를 직원들에게 허락하도록 하자. 사소한 것 일일이 허락받기 구차해

진 직원은 퉁명해지거나 사나워지기 시작하고 모르쇠로 일관하게 되면, 그러한 불편함은 환자에게 그대로 전해진다.

두 번째로 유능감의 욕구(**자신을 둘러싼 환경에 효과적으로 관여해 유능함을 느끼고 싶은 욕구**) 스콧 스눅 교수의 진정성 리더십은 상사나 리더가 무엇이든지 잘한다는 부담을 덜고 인간적으로 부족한 부분을 직원들과 나누고, 도움을 청하는 것이다. 상사는 자신의 단점이나 실수를 아랫사람에게 들키는 것을 꺼려한다. 그러면서 행동이 부자연스러워지고 점점 권위적으로 비치고 속마음과는 달리 자연스럽게 직원들과 멀어지게 된다.

난 글씨를 잘 못 쓴다. 그래서 상담내용을 정리해서 차팅해 달라고 다른 직원에게 부탁한다. 나는 안 선생님이 차팅해 주면 보기도 읽기도 기억하기도 정말 좋다고 너스레를 떤다. 병원의 업무는 각자가 해야 할 업무가 정해져 있다. 의사가 간호사가 간호조무사가 코디네이터가 주로 해내야 하는 역할들이 다 있다. 서로의 고유영역은 최대한 침범하거나 평가하지 않도록 조심하지만 나도 모르게 평가하게 된다. 인간적인 단점은 솔직하게 털어놓고 도움을 요청하고 도움을 받은 후 격하게 고마움을 표시해 보자.

당신이 없으면 이렇게 맛있는 커피는 누가 타주나요, 선생님이 차팅 안 해 주면 저는 상담 어찌하나요. 가끔은 환자에게도 환자가 계셔서 저희 병원이 잘 된다고 병원 안에서 환자의 존재감을 확인시켜 드리면 그 어떤 감사의 표현보다 좋아하신다.

마지막으로 관계성의 욕구(**다른 사람들과 연결돼 있고 싶은 욕구**)를 말했다. 최근 구인광고의 키워드는 다양화 되어가고 있다. 키워드만 보고도 병원의 크기와 세부내용을 어느 정도 짐작해 볼 수 있다. 인센티브, 주 5일 혹은 4.5일 등 복지혜택을 사용하거나 실장 실장급 선생님 진료팀장

등 직급을 사용하는 경우는 비교적 규모가 크거나 네트워킹을 지향하는 병원인 경우가 대부분이다. 그 내용을 보면 인센티브 주5일제 세미나 교육기회 제공 해외여행 등의 그동안 병원에 종사하는 직원에게 주어지지 않았던 파격적이고 구미가 당기는 모집요건이 아닐 수 없다. 그러나 외발적 동기를 높이는 근로 조건들은 단기적 대안이 될 수 있지만, 자율적인 주 5일제나 병원이 필요한 교육만을 강요하고 직원 스스로가 원하는 교육기회가 아니면 업무의 연장처럼 느껴질 수 있다. 여러 복지 조건을 내걸고 구인을 하는 병원일수록 장기적으로 구인광고가 나오는 이유는 획일적인 근로조건과 타의에 의한 육체적 정신적 피로에서 기인한 퇴사가 빈번하기 때문이다. 병원 종사자들의 이직률이 높은 이유는 개인에게 적합한 휴가나 교육기회를 상호보완적이고 자율적으로 활용하지 못하고, 공약에 불과하거나 병원의 일원이 아니라 병원의 대박만을 위한 도구의 하나로 언제나 교체될 수 있는 부속으로 여겨지는 박탈감을 어디 호소하고 이해받을 곳이 마땅하지 않아서 발생하는 부작용 중 하나다.

사랑받는 병원이 되기 위한 인적자원 관리의 단계

필요한 인재를 채용할 것 구직자를 크게 업무 중심형 사람과 관계 중심형 사람으로 나뉜다. 병원의 경우 구인광고에서부터 선호하는 인재상이 명확하다. 업무 중심형을 채용하는 키워드는 최첨단기계 여러 진료과목의 이론과 실기를 다양하게 배울 수 있는 기회이거나, 우리와 맞춰가며 배워나가실 분이라는 구인광고는 관계 중심형 인재를 바라는 경우일 것이다. 나의 경우엔 구인이 어려워 진료실에 머무르는 시간이 많아졌지만, 원장님께 구인을 서두르지는 말자고 말씀드렸다. 구인난에 직원 구하기가 어렵다 보니 인터뷰를 하면 대개 바로 채용을 하는 경우가 생기고 출근하기로 하고 안 나오거나, 하루나 일주일 다니고 안 나오는 경우가 생겼다. 상황이 이렇다 보니 구인광고를 계속 내야 하는 번거로움도 있지만, 환자와 구직자들 사이에서 병원에 대한 인식이 안 좋아지고 직원이 왜 자주 바뀌는지 궁금해하는 환자들이나 거래처 담당자에게 일일이 답변하느라 직원들과 나도 지치고, '사람들이 외면한 직장'을 나는 왜 굳건하게 지키고 있는 것 인지에 대한 생각에 빠질 때가 있다. 지금은 남아있는 사람들이 좀 힘들겠지만, 적임자가 나타날 때까지 좀 더 기다려보자고 했다.

이상형을 찾는 것은 어려운 일이다. 오랫동안 동고동락할 상대를 찾기 위해 끊임없이 다이어트를 하고 화장을 하고 예쁜 옷을 입 듯이 우리 병원에 필요한 직원을 채용하기 위해 체재를 재정비하고 준비를 하는 기간을 가져보자. 지켜지기 어려운 복지를 내세우기보다는 병원의 확고한 인재상을 확립하는 것부터 시작해 보자. 귤 상자에 썩은 귤이 하나라도 있으면 나머지 귤도 쉽게 썩는다. 그렇다고 싱싱하고 맛있는

굴이 들어 있다고 썩은 굴이 다시 싱싱해지지는 않는다. 솎아낼 과일의 기준을 정해서 우리 병원에 꼭 맞는 직원을 뽑아서 그 어떤 병원보다 관심 가지고 지켜보고 다듬는 과정은 기꺼이 감내하자.

　일관된 경험 전달을 위한 훈련 선행; 직원 면접 설문지, 근로 계약서, 퇴직금 중간정산 신청서, 업무 매뉴얼, 병원 사명서를 공유하는 것으로 신입직원 교육을 대신하는 경우가 있다. 물론 잘 만들어진 매 뉴얼은 교육 투입자원을 절약하고 표준화된 의료서비스를 제공하는 데 효과적인 방법이다. 그렇게 소중하고 나중엔 병원의 역사적 자료가 될 양식은 원장과 컨설팅 직원이 만나 만들기보다는 모든 구성원이 모여서 브레인스토밍을 통해 만들어 보자. 교차분석을 통해 환자들과 직접적 으로 대면할 직원들이 실천 가능한 합리적인 매뉴얼을 스스로 만들 기 회를 주고 자의적으로 행할 수 있도록 하자.

　매뉴얼의 수정 사안은 바로 이루어져야 한다. 네트워크 경영지원실 에서 배포한 관련양식을 우리 병원의 실정에 맞게 수정하지 않고 여과 없이 사용하거나, 현재는 사용하지 않는 매뉴얼을 신입직원 교육에 사 용하거나, 해마다 바뀌는 노동 관계법의 내용은 전문가의 자문을 통하 거나 협회의 도움을 받아 틈틈이 업그레이드 해 두기를 권한다.

　생명력을 가진 병원의 매뉴얼과 시스템으로 진화함은 기본이고, 컨설 팅 비용을 절감할 수 있음은 물론이고 일시 정검기간에 전전긍긍하지 않고 넘길 수 있는 신비의 묘약이 되어줄 것이라 믿는다.

　합리적인 보상체계; 병원에서 할당된 업무를 훌륭하게 소화한 직 원에게는 공평하고 합리적인 보상이 주어져야 한다.

국내 최대 네트워크 치과에서 일해 볼 기회가 있었다. 하루에 보아야 할 환자 수가 정해져 있고 신환 수/상담성공/연봉 대비 월 매출을 맞추어야 하는 압박감에 어려움을 토로하는 직원들이 있었지만, 누구에게나 공평하게 적용되는 인센티브 계산방법을 사용하기 때문에 보상체계 자체에 대한 불만은 없었다.

직원들 깜냥에 이달은 다른 달에 비해 수술도 많고 환자 수도 많았으니 두둑한 인센티브가 있을 것이라 한껏 기대를 하지만, 원장님 입장에서는 여러 지출 항목을 따지고 언제 갑자기 들이닥칠지 모르는 보릿고개를 대비하기 위해 준비를 해둬야 하겠다고 직원과 병원은 서로 다른 기대를 하게 된다.

직원 둘에 원장님 한 분이 진료하는 작은 치과에 일한 적이 있다. 개원 6년이라고는 하지만 차트번호가 삼천 번이 채 넘지 않은 보존치료 위주의 치과였다. 관리해야 하는 환자가 많지 않았기 때문에 개별 문자를 통한 스킨십을 늘리고 개개인에게 맞는 답례에 신경을 쓰며 저비용 밀착형 서비스를 하기 위해 노력했다. 그렇게 5~6개월 후, 개원이래 최대 매출을 올린 달이 있었다. 물론 방학기간 중이었고, 학생 구강 검진 등의 특수 요인들이 있긴 했지만, 예상치 못하게 바빠져서 점심시간이나 야간진료 퇴근시간을 지키지 못한 적도 있었고 기공소 소장님의 손을 빌려야 하는 상황도 생기는 등 원장님, 직원, 나 모두 지쳤었다. 그래서 직원 채용 등 병원 운영에 대한 전반적인 상의를 하려고 원장님께 면담을 요청했다. 평소에 별 이야기가 없던 나의 갑작스런 면담 요청에 아마도 원장님은 꾸준한 실적 상승에 따른 인센티브나 연봉인상을 이야기할 것이라고 짐작했던 모양이다. 이런 이야기를 들었다. "지금 갑자기 병원이 잘 되는 건 그동안 다른 직원들이 열심히 해 준 정성을 지금에 열매를 거두는 것이고, 나는 실장에게 충분한 대가를 지불하고 있다고 생각한다." 전후좌우 없이 듣게 된 말에 어안이 벙벙해졌다. 갑자기 바빠진 상황을 연봉 인상과 연관지어 이용하고 싶은 생각은 전혀 한 적이 없었기 때문에 개인적으로 서운함을 경험했다. 더 열심히 하고 잘해도 병원에 대한 나의 존재감은 원장님이 미리 정해 둔 이상은 자라지 못할 것이라는 생각에 이직하게 되었다.

진료 부분이나 환자 서비스 매뉴얼 등 대부분이 극히 기본적인 수준에서 진료를 하고 있던 실정이어서 커다란 복지혜택을 기대하고 입사를 결정했던 것은 아니었다. 나 역시 당초에 체결한 연봉 외에 더 큰 보상을 바라지는 않았다.

합리적인 보상체계를 마련하여 실천하거나 단순한 급여체계로 만족하자. 모호한 인센티브 제도는 오히려 비용은 늘리면서 직원들의 빈축을 사는 역효과를 일으킬 수 있다.

경험 기준에 따른 행동측정; 업무연차는 병원 구인 게시판에서 가장 중요시하는 요소 중 하나이다. 여러 연차 중 신입~3년 차 선생님들은 어디서나 환영을 받는다. 연차가 적은 직원들의 장점은 교육흡수율과 환경 적응이 용이한 장점과 인건비 절감이라는 큰 장점이 있다. 아쉬운 점은 병원 특히 치과의 경우 기능적인 측면에서만 평가하여 일정기간의 실습과 연수기간이 지나면 이화학적 업무는 충분하다는 경영학적 측면에서는 오히려 병원 자체기준 이상의 경력을 꺼려하는 경향이 있다.

연차가 올라가는 직원의 업무 능력에 맞는 직업의식이나 리더쉽 위기대처 능력 등 병원경영에 다원적으로 참여할 수 있는 교육 프로그램을 개발하고 업무의 세분화를 통해 병원과 직원 간, 관리자와 직원 간에 또 경험 수준이 비슷한 직원 간에 발생 가능한 트러블을 예방하여 직무이탈과 이직의 원인을 제거하자.

업무와 책임에 대한 민감도가 높고 감수성이 예민한 여성들이 대다수를 차지하는 병원조직에서는 경험과 조직기여도에 따른 행동과 책임 소재에 대한 명확한 기준이 있어야 조직 내 갈등으로 인한 직무이탈을 방지할 수 있다.

뒤에서 다시 이야기할 기회가 있겠지만, 직무개발에 대한 인식은 직원의 인식변화에서부터 시작되어져야 개인이 자발적인 직무 개발로 이어질 수 있는 촉매제로 작용하게 될 것이다.

올바른 직원 경험 제공; 올바른 경험에 대한 의견은 개인과 조직문화에 따라 다양하게 해석될 수 있을 것이다.

업무적 성취욕, 봉사를 통한 기쁨, 인센티브로 얻는 경제적 여유,여가 시간 활용을 통한 생활 만족도 상승 등 조직에 따라 제공되는 경험은 상이할 것이다.

경험의 내용은 조직목표에 따른 일관성이 유지되고 노사간 공동의 발의와 참여로 이루어져야 할 것과 또 일관되게 유지해야 할 가치관과 변화가 가능한 이벤트성 경험을 명확하게 구분해 주어야 한다는 것이다. 작은 변화가 언제나 직원들에게 주지시켰던 조직 목표에 부합하는지를 고려한 후 실시해야 직원의 신뢰를 얻을 수 있다.

직원이 병원에 중요한 일을 수행하고 있다는 자부심을 심어줄 수 있는 경험을 주자. 환자를 사랑하고 환자와 병원에서 사랑받고 있다는 긍정적인 경험을 할 수 있도록 병원이 자신의 아이디어를 귀담아들어 주

고 병원 행정에 반영되어지는 스스로의 마음에 좀 더 마음이 가는 환자
와 자유롭게 마음을 주고받을 수 있는 조직문화를 만들어 직원의 발을
병원에 꽁꽁 묶어두자.

자유에 대한 직원의 변화

일을 사랑하라

지금까지 직원을 통하여 환자본위의 진료와 서비스체계를 만들기 위
해 직원에게 환자를 사랑할 수 있는 충분한 시간을 주자는 이야기를
했다.

그러나 직원에게 주어질 자유가 책임 소재를 이야기할 명확한 가이드
라인을 무시하고 두서없이 권한이 주어진다면, 권한이 남용되거나 오용
될 수 있다. 이러한 권한의 오남용은 의료사고로 이어질 수 있어 각별한
주의와 리더의 자질이 요구되기도 한다. 간혹 의존적인 성향을 가진 직
원이 주로 권위적인 교육환경에서 자라고 상급자의 관리감독 하에서만
일해 온 경우 구체적인 지시가 없으면 스스로 자신의 역할 내 위치를 찾
지 못하고 방황하게 되는 경우를 본다. 이는 인력과 자원 낭비의 결과
를 낳기도 한다.

병원과 경영진이 직원과 진행하게 될 업무진행 방식의 자율성과 성과

측정 진료 훈련과 관련 교육이 어떻게 진행될 것인지, 병원이 직원들의 자율성을 위해 얼마나 많은 준비와 투자를 하고 있는지를 내부고객에게 충분하게 주지시키고, 직원선발과정에서 자기주도형이며 원활한 커뮤니케이션이 이루어질 수 있는 직원을 선발하여 직원들에게 명확한 병원의 이념이 공유되고 또 그 내용을 왜곡 없이 받아들여졌는지 점검하자.

스스로 역할에 대한 세부적인 업무수행 계획은 직원 스스로 계획할 수 있는 시간을 주자. 각 연차 별 업무수행 능력을 스스로 평가할 수 있는 시간을 갖고 업무 한계를 정하고 업무 수행 능력 향상을 위한 계획표를 스스로 작성해 볼 수 있도록 한다. 병원 내 가지고 있는 프로세스가 있다면 직원이 작성한 내용과 비교하여 각 개인의 능력과 업무를 재정의하고 상호 합의로 확정할 수 있는 시간을 가져보자.

병원의 강요는 업무 불만족으로 쌓이게 되어 환자에게 불친절이라는 방법으로 표출되거나 직무이탈이나 직무태만 직장이전 등의 부작용을 낳을 수 있다.

개인은 직무평가 시 본인의 업무 수행 능력을 냉정하게 판단하여 조직과 환자를 위한 최선의 계획과 직업인으로서의 소신과 목표를 명확히 하여 병원과의 협의에서 솔직하고 합리적인 결론에 도달할 수 있도록 적극적인 자세를 취해야 할 것이다.

불만이 많은 직원과 개별 면담을 진행해 보면, 대안은 없고 불만만을 품고 있는 경우가 대부분이다. 첫 번째 이유가 받아들여 지지 않을 것이라고 속단해서 말문을 닫아버리는 경우이다. 다음으로 병원이 잘되는 걸 바라지 않아서 전에 알던 재료 절약하는 법이나, 환자를 대할 때 사용했던 방법을 비밀에 부치는 경우이다. 병원 구성원간 커뮤니케이션에 대해서는 더 구체적으로 다룰 기회가 있겠지만, 직원의 100가지 요구 사항을 모두 들어줄 필요는 없지만, 여러 가지 여건상 그럴 수도 없다. 다만, 100가지 요구 사항을 귀담아 들어 줄 수는 있다.

구성원 되기

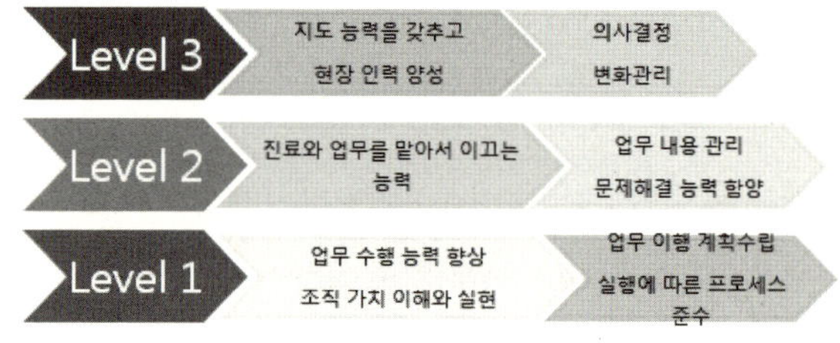

병원의 운영방식과 이념을 빠르게 이해하라. 면접 지원서를 낸 직원의 전 직장을 주의해서 보는 편이다. 보통은 전 직장의 평판이 궁금하지만, 근무기간 등을 참조하여 그 사람의 성실성과 안정성을 판단하는 기준으로 삼기도 한다. 다른 한편으로는 응시자에 전 직장의 경영방식이나 크기, 이름을 참고로 하여, 우리 병원의 경영방식이나 인력구성 복지혜택을 설명한다. 나의 경우를 예로 든다면 지금은 지역사회 기반으로 단골환자 위주로 진료하는 작은 치과에서 일을 하고 있는데 예전처럼 상담을 전담으로 하고 병원경영 전반에 대한 일을 해 왔다고 지금 근무 중인 치과에서도 과거의 업무 형태와 연봉을 고수한다면 병원의 기대와 어긋나는 부분이 있다. 돌아가면서 쉬고 명확한 직무분리와 직급이 나누어지지 않은 형태의 치과에서는 진료실 직원이 휴가이면 진료실에서 진료도 보고 바쁘면 기구소독도 할 수 있는 멀티플레이어를 원한다. 당연하다고 할 수 있다. 업무 집중이 이루어질 만큼 환자 수도 많지 않고, 환자 단위당 상담 스케일이 작기 때문에 상담 소요시간도 상대적으로 짧아서 업무가 국한될 때 업무공백이 생기게 된다. 조직에서는 뛰어난 인재나 스펙이 부담스러운 직원이 아닌 조직에 필요하고 조직을 진일보해 줄 직원을 원한다.

병원에 대한 업무파악이 됐다면 둘째로 병원에서 본인의 위치를 확인하고 그에 맞는 업무계획을 세운다. 표 **직무 수행능력에 따른 업무분장**을 보면 조직에 따라 직무를 더 세분화할 수 있겠지만, 일반 간호학이나 치과 위생학을 전공한 신입 직원으로 입사한 경우 위의 단계를 거치게 된다. 경력직을 채용해서 진료실을 총괄해 주고 진료의 난이도에 따라 주요 업무가 가능하고 그 업무를 담당해 줄 것을 기대했는데 핵심인재가 진료실 밖에서 맴돌고 있는 모습을 지켜보는 것처럼 안타까운 일도 없다.

나이보다 좀 늦게 병원 일을 시작한 나는 서울 외곽에서 서울지역으로 이직할 때는 경력에 비해 나이는 많고 이력은 다채로웠다. 사회적 연령에 의해서 아무런 준비와 경험도 안 된 나에게 주어진 위치는 진료실장이나 총괄/상담실장의 직책이었다. 솔직하게 무엇을 먼저 해야 하는지 어떻게 해야 하는지 몰라 진료실에서 머무는 시간이 많았다. 객식구처럼 이리저리 어슬렁거린 시간도 많았던 것 같다. 그래서 출근 2주 만에 그만둔 적이 있었다. 자신의 포지션을 찾고 난 후에는 일에 있어서 귀천을 가리면 안 된다. 직원간 갈등은 대부분 서로의 업무를 비교해서 생기는 경우가 있다. 소독과 청소 기구 정리는 낮은 단계의 일이고 임 프레션 자켓 상담은 높은 단계의 일이라고 생각해서 '누구는 소독은 안 하고 스켈링만 하려고 한다.' '청소는 맨날 나만 하는 것 같다.'라는 등의 불만을 이야기한다. 그런 하소연에 난 두 가지 반응을 한다. 때로 진료 실이 진료가 한창 진행 중일 때 내가 고무장갑을 끼고 소독을 하고 화 장실 변기에 묵은 때를 벗긴다. 그리고 어떤 일이 더 기본적이고 중요한 지에 대해 이야기한다. 소독과 청소는 매일 이루어져야 하는 것이고, 소 독과 청소가 원활하게 이루어지지 않으면 임프레션이나 수술의 기회가 오지 않을 수도 있다고 이야기한다. 어떤 일이 중요하고 어떤 일은 덜 중요한 것이 아니라 일하는 사람의 자세가 비천하거나 비천하지 않은 경우가 있는 것이다.

케네스 토머스의 『**열정과 몰입의 방법**』에 직장인이 자신이 하는 일에 재미와 열정을 느낄 때를 세 가지로 정의했다.

일에서 자신에게 선택권이 있다고 느낄 때 '일의 주도권이 주어지지 않는데 그런 기분을 어찌 느낄 수 있겠어.'라고 반문할 수 있다. 아주 사소한 것 에서부터 스스로 알아서 하자.

흔히 드는 예로 막 공부하려고 하는데 엄마의 '야! 공부 안 하냐.'하는 고함소리가 들려오면 딱하기 싫어진다. 자신의 일에 선택권을 갖는 것은 자기가 하고 싶은 일에 온전한 전권을 가지고 진행하는 경우일 것이다. 하지만, 그런 멋스럽고 폼 나는 일을 기획하고 실행할 기회는 자주 오지 않는다. 그보다는 병원 일의 특성상 위험하고 비위가 상하거나 때론 구차하고 비위생적인 일들도 서슴없이 해야 하는 순간과 더 자주 마주하게 된다.

우리가 더 자주 겪게 되는 일상적인 일들에 주도권을 갖는 것부터 시작하자. 지각하지 않는 습관 길들이기, 먼저 인사하기, 힘든 일 찾아 하기, 재료 아껴 쓰기, 불편한 환자 돕기, 동료 일 같이하는 것, 시키기 전에 스스로 하자.

내가 먼저 하겠다고 선택하는 일부터 시작하자. 소소한 일을 할 때 가장 많이 배운다. 실장을 맡고 있는 사람들 중에는 다른 일을 하다가 행정이나 상담 홍보를 겸해서 실장직무를 수행하는 분들의 업무지시나 마케팅이나 행정적인 아이디어가 현실에 적용하기 어려운 경우가 있다.

개인적인 바람은 실무를 몸소 채득한 보건직 종사자들 중에서 전문 마케터나 상담사 인사관리자 경영운영자가 많이 생겨 본인의 경험에서 우러나온 실질적이고 효과적인 아이디어를 현장에 접목하고 그 사례를 공유할 수 있는 폭넓은 소통의 장이 생기길 바란다.

일에 대한 선택권을 가질 수 있는 기회가 올 때까지 인내심을 갖자. 어떤 일이든지 잘하기 전에는 재미가 없다. 서울대생이 "공부가 세상에서 제일 쉬웠어요."라고 이야기할 수 있는 것은 공부를 잘하기 때문에 재미가 생겼을 것이다. 비단 공부뿐만 아니라 운동을 배우더라도 비슷하다. 난 배드민턴을 시작할 때 기본자세만 배우고 똑같은 동작만 삼개월을 연습했다. 마음 같아서는 하루라도 빨리 코트에 들어가 게임을 하고 싶기도 하고 잘할 수 있을 것 같았지만, 성급하게 게임을 시작한 사람들은 스텝이 엉키거나 기본기가 부족해 일정 수준 이상의 실력을 넘지 못한다는 이유로 초보들 사이의 게임에도 참여하지 못하도록 했다.

지루한 기본기 다지기가 끝나면 여러 가지 기술을 스스로 응용하여 다른 타법을 익히거나 움직임이 자연스러워지기 시작하면 소위 말하는 '뽕'의 경지에 이르게 된다. 예를 들어 '미하일 칙센트의 몰입의 경지'에서 말하는 한 가지 일에 열중하여 느끼는 무아의 경지를 한국적 서민적으로 표현한 것이 '뽕'이다. 뽕을 느낀 사람은 부상 중에도 운동하게 되고 하루라도 라켓을 안 잡으면 손바닥에 가시가 자라는 기현상을 경험하게 된다. 당구 뽕을 경험한 사람은 누구나 경험해 봤을 방안 천장이 당구대가 되는 기현상의 장본인이 된다.

지금은 그 뽕의 경지를 위한 과정이지 결코 결과가 아니다. 단 지금 포기하지만 않는다면 말이다.

역할을 수행할 수 있는 기술과 지식이 있다고 느낄 때 연차수가 높은 직원을 꺼리는 이유 중 하나가 몸에 밴 습관 때문에 우리 병원에 쉽게 적응하지 못할 것이라는 이유에서이다.

'많이 알기보다는 저희와 하나하나 맞춰가며…'로 시작되는 구인광고를 접하게 된다.

이직을 하면 습관적으로 전에 일한 병원과 비교를 하며 안일한 생각을 하게 되는 경우가 있다. 특히 전에 일한 병원이 재취업한 병원보다 규모나 시설이 크거나 환자 수가 많을 땐 모든 것이 사소하고 하찮아 보일 때가 있다. 그러나 횟수가 지날수록 그런 지식이 얼마나 얄팍한지를 알게 된다. 이제 알 만큼 알고 배울 만큼 배웠다고 느끼는 순간 새로운 도전 과제가 나타나고 어느 날은 초년 차부터 해오던 석션과 라이트 맞추기 소독 같은 기초적인 것에 어려움을 느끼게 된다. 경력이 있다는 건 더 이상 익힐 것이 없는 모든 것을 알고 있다는 것을 의미하는 건 물론이며 어느 때 닥칠 병원의 위기상황에 담대하고 의연하게 대처할 수 있는 위기대처능력을 갖추고 있음을 의미한다. 입사와 연차 사이의 불균형이 직원 사이에 불화의 원인이 되기도 하지만, 그들과 같은 내용으로 경쟁하려 들지 말고 본인만을 차별화할 수 있는 특기를 개발하고 싸워서 이기려고 하기보다 기술과 지식 지혜를 갖춰 불화의 원인을 조기에 불식시킬 수 있도록 교육과 훈련에 열정을 갖자.

진보한다고 느낄 때 직장인의 진보는 대부분 연봉과 승진, 인센티브 등으로 측정되어진다. 해가 지나면 일정급의 호봉이 올라가고 호봉이 쌓이면 승진을 하게 되고, 역할이 바뀌면 직급에 대한 수당과 직급에 맞는 요율의 인센티브를 받는 것은 사람을 기쁘게도 하고 경제적인 여유를 주면서 경제적인 여유는 사회적 지위를 상승시키는 오묘하고 중독성 강한 경험의 고리를 체험하게 한다. 단 이러한 제도적 진보는 나의 기대치와 조직이 정한 측정치가 일치할 때 불만이라는 부작용 없이 원활하게 유지될 수 있는 체제이다. 대부분의 고용주는 직원들의 월급이 하는 일에 비해 많다고 생각하고, 직원들이 생각하는 본인의 월급은 항상 '쥐꼬리'로 비유된다. 이처럼 정형화된 진보의 틀에 본인을 맞추지 말고 변하지 않는 걸 변화시키려고 노력하기보다는 변화 가능한 요소를 스스로 찾도록 하자.

각자 진보의 단계를 만들고 어제와 다른 오늘의 나를 만들자. 큰 툴을 만들기보다는 작은 변화를 실천하기를 권한다. 작은 변화를 예를 들면 어제보다 5분 일찍 일어나는 일, 하루에 체지방을 100그램씩 줄이는 일. 환자에게 칭찬 듣는 일, 아플 것 같았지만 눈썹 문신을 한다거나, 학원에 등록하는 일만으로도 날마다 앞으로 나아가고 있는 것이다. 치과에서는 임시치아를 어제보다 조금이라도 빨리 깍았다면 通!! 목소리가 예쁘다고 칭찬받았으면 通!! 사이가 좋지 않던 직원에게 먼저 인사하는 일도 通!!

한 번에 좋아질 나의 모습을 상상하며 자격증을 따거나 학위를 늘리지만, 스펙이 화려한 사람들과 일해 본 사람들은 쉽게 안다. 스펙이 일 잘하는 사람과 100% 通하는 것이 아님을 또 자격증을 따본 사람은 안다. 자격증을 따기 전과 자격증을 딴 후의 나는 별로 달라진 것이 없다는 것을 말이다.

영화 '스모크'의 주인공은 작은 담뱃가게 주인이다. 그 주인은 매일 같은 시간 같은 각도로 사진을 찍는 것이 유일한 취미다. 특별할 것 없는 일상이지만 단 하루도 같은 사진이 없다. **반복되는 일상의 소소한 변화들이 큰 변화의 물줄기가 되어줄 것이다.**

진보하는 직원이 진보하는 조직을 이끈다.

일에 대한 주도권을 갖고 습득한 지식과 기술을 사용하여 진보하는 나의 모습을 체험하기 위해서는 항상 준비가 되어 있어야 한다. 기회는 오래 기다려 주지 않는다. 기회는 준비된 사람에게만 기회로 보인다.

아래 표는 2008년 Happy Carrot이라는 치과위생사 모임 발표준비를 위해 직업관에 대해 생각하며 만들었던 표의 일부이다. 직장인들이 생각하는 좋은 직장에 대한 다섯 가지 항목을 꼽아보라면 대동소이한 내용들이 나오겠지만, 그 가중치는 저마다 다를 것이다. 또 직업관은 시간의 흐름이나 경력, 경험에 따라서도 바뀌기도 한다.

본인의 직업관을 정의해 보는 개인적인 시간을 갖기를 권하다. 아래 표를 활용해 각각의 항목에 적용하고 싶은 말이나 항목 수를 정해보고 조금 더 명확하게 하여 각각의 가중치를 수치로 정해보는 것이다. 막연하게 남들 하는 일이고 수입이 필요하니 타성에 젖어 일하기보다는 본인이 직업을 통해 궁극적으로 얻고자 하는 것을 다시 한번 생각해 볼수 있는 기회가 되며, 개인적 선택과 집중에 도움이 된다. 생각해 중단기 계획과 목표를 세울 수 있을 뿐 아니라 직장을 지원하고 선택할 때도 가이드라인이 되어 주고, 자격이나 면허 공부를 위해 커리큘럼을 짤 때 또 취미와 저축 여가생활을 체계화해 볼 수 있는 시간이 되어 줄 것이다. 차후에

1.   2∼3년마다 작성한다.
2.   과거에 작성한 내용을 비교해 본다.

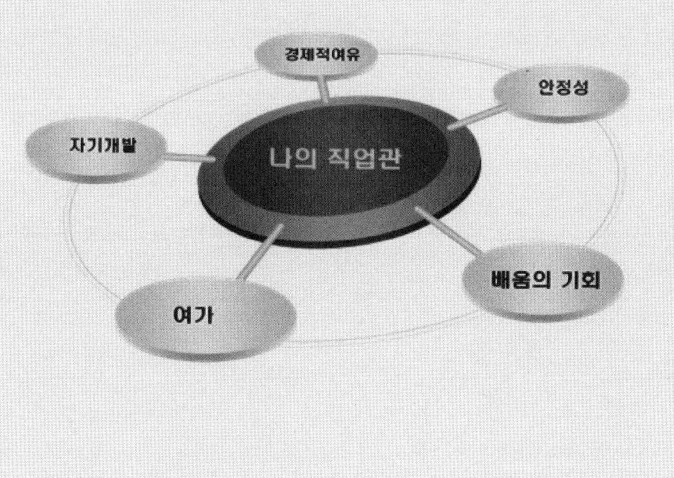

예전에 나는 자기개발 〉교육의 기회 〉경제적 여유 〉여가 〉안정성
의 순서였다. 현재의 나는 안정성 〉자기개발 〉여가 〉경제적 여유 순
이다.

정해진 이름과 우선순위나 곁가지의 개수나 내용이 정해져 있는 것은
아니다. 예전에 같이 일했던 직원의 소망 중 하나는 원장님의 채무 변제
가 있었고, 노처녀 원장님의 결혼을 꼽는 직원도 있었다.

병원 MT나 워크샵에서도 작성해 보는 시간을 갖고 서로 바꿔보는 기
회를 가져보자. 서로를 이해할 수 있는 좋은 시간이 될 것 같다.

좀 아프실 거예요.

올해로 치과에서 일한 지 10여 년이 됐지만, 나에게는 초보 시절 환자 분을 눈물 나게 했던 실수담이 있다. '언제쯤 비중 있는 역할을 해 보나,' 호시 탐탐 기회만을 노리고 있던 내게 어느 날 스케일링을 해 보라는 특명이 떨어졌다. 그동안 매일 연습을 해 두었기에 나름대로 자신이 있었다.

내가 스케일링을 할 분은 중년의 신사 분이었다. 스케일링은 보통 마취가 없이 시행하지만, 치주염이 심하거나 치석이 많은 경우 부분 마취를 할 때가 있다. 그 신사분도 치석이 많아 마취를 하기로 했다.

"마취는 했지만 염증이 심한 경우 마취가 잘되지 않기 때문에 조금 아프실 수 있습니다. 코로 크게 숨 쉬면서 조금만 참아 주세요."

외운 것에서 한 자도 빼지 않고 주의 사항을 말씀드리고 왼쪽 위 아랫니를 스케일링하기 시작했다. 그렇게 20분이 지나고, 드디어 모든 치석을 제거했다. 무사히 첫 스케일링을 해낸 나 자신이 그렇게 기특할 수 없었다. "양치하세요."하고 의기양양하게 말씀드리는데, 환자 분의 얼굴은 상기되다 못해 사색이 되어 있었다. '많이 아프셨나' 생각하고 있는데 확인차 들른 선배의 얼굴이 굳어졌다.

"야! 마취는 오른쪽을 했는데 왼쪽을 이렇게 말끔하게 해 놓으면 어떡해."

헉…. 마취한 부분을 확인하지 못하고 내 일에만 열중했는데, 신사 분은 조금 아플 수 있다는 말에 끝까지 참고 있었던 것이었다. 막내의 실수를 열정으로 너그럽게 이해해 주신 원장님 덕에 그날은 별 탈 없이 넘어갈 수 있었다. 하지만, 그 일을 계기로 나는 돌다리도 두드려 보고 건너는 습관을 갖게 되었다.

'좀 아프실 거예요.'라는 사회생활 초년 시절의 실수담을 직장인 끼리 나누는 취지에서 공모된 월간 행복한 동행에 실린(2008년 3월호) 나의 이야기이다. 나의 졸필에 잡지사에 편집의 손길을 피할 수는 없었지만, 철 모르고 의욕만 앞섰던 나의 부끄러운 과거를 여과 없이 느낄 수는 있다. 누구나 처음에는 긴장하게 되지만 마음속엔 비장함을 품고 있다. 언젠가는 나도 중요한 일을 하고야 말 것이라는 야무진 꿈을 꾸며 출근을 하지만, 현실은 그렇지 않다. 라이트 못 맞춰서 혼나고 소독된 기구 만지고 기계 안 켜서, 기계 안 꺼서, 가만히 서 있는다고, 왔다 갔다 불편하다고, 오늘은 무슨 죄목으로 혼이 날까 상담실로 호출을 받을까 스트레스 받으며 무거운 발걸음으로 출근하게 된다.

진료실에서 신입직원은 청소, 소독, 신경치료/레진 어시스트를 전담으로 하게 된다. 어쩌다 주어진 주요 미션은 항상 잘하려고 하면 할수록 실수로 이어지게 된다. 라이트 맞추다 원장님 머리 쥐어박기, 열심히 석션 하는데 실크는 딸려 들어가고 석고 모형을 부러뜨려 먹는 건 일상 다반사며 빠지지 않는 임시치아, 굳어서 들어가지 않는 알지네이트, 지금은 좀처럼 하지 않는 실수지만, 그때는 하루에도 여러 번 숨고 싶고 집에 가고 싶고 얼굴 빨개지던 이야기다. 지금은 실수하면 환자 눈치를 보게 되고 미안하지만, 어릴 땐 선임 눈치를 보고 동료들에게 미안했다.

실수는 긍정적 피드백을 받느냐 부정적 피드백을 받느냐에 따라 서로 다른 행동도 강화되거나 회피하는 행동을 보이게 된다고 한다.

교육프로그램에서 아이들을 대상으로 한 심리 실험하는 장면을 시청한 경험이 있다. 아이가 던진 공을 맞은 편에서 엄마가 받는 과정의 실험이다.

엄마가 "그래 이번에 좀 더 높게 던져봐, 아니 똑바로 던져야지. 그렇지. 두 손으로 높이."라고 계속 코치는 하는 엄마.

"그래 잘했다. 다음엔 더 잘하겠네. 이번엔 잘해 줘서 엄마가 이렇게 받았네. 잘했어."라고 격려하는 엄마의 두 부류로 나누어서 부정적인 피드백과 긍정적인 피드백이 성과에 미치는 영향을 보여주는 실험이다. 결과는 예상과 같이 긍정적인 피드백을 받은 아이들이 훨씬 좋은 결과를 보여 주었다.

본론에 앞서 개인적인 실수담을 이야기하는 건 변화에는 시행착오과정을 거치게 된다. 개인적으로는 부끄러운 과거이기는 하지만 또 앞의 일화 말고도 더 많은 실수와 그보다 더 많이 혼자만 알고 있는 실수들이 있지만, 기구 떨어트려 망가트려 놓고 조용히 제자리에 가져다 두는 암묵적 실수들은 이실직고했을 때 자신에게 들이닥칠 질책과 힐난 등을 예상하여 떨리지만 발각될 때까지 끝까지 감추고 보려는 검은 마음에서 시작된다. 더 큰 문제가 생기기 전에 감춰진 실수는 양지로 나와 함께 해결책을 모색하는 계기로 변화하기를 바란다.

환자는 아까운 시간을 진료실에서 보내고 있는데 직원은 불같이 혼날 것이 무서워 변명만 늘어 놓고 있는 모습을 여러 번 경험 하게 된다. "누가 했어!!"의 대답은 "……………………………………" 대답 없는 너로 돌아오는 경우가 대부분이다. 그처럼 답답한 순간이 또 있을까. 직원들에게 잘못을 시인하고 문제를 스스로 해결할 수 있는 기회를 주어 같은 실수가 반복되지 않도록 긍정적 피드백을 주자.

나 역시 알면서 모르는 척 넘어가 주는 선배와 조용히 실수를 덮어주는 마음씨 착한 실장님들이 계셨기에 나름의 순서를 정하고 같은 실수 되풀이 하지 않으려고 혼자 몰래 연습하고 학원도 다니며 스스로 나아지려는 노력을 하며 지금까지 올 수 있었던 것 같다.

혼내는 원장님이나 선배는 밉고 미안한 마음은 환자들에게 컸다. 없어진 바이트와 대합치를 위해서 다시 내원하셔야 하거나 잘못 찍힌 엑스레이 때문에 영문도 모르고 일사광선에서 나오는 정도의 노출량이라지만 방사선실에서 외로이 혼자서 방사선에 노출되는 환자들이 가끔은 그 정도가 너무 심하다 싶으면 미안한 마음에 필름을 잡고 환자와 함께 조용히 방사선을 맞으며 방사선을 튼 분도 몇 분 있다.

절도 있고 일사불란하게 환자를 모시지는 못했지만 진솔하게 최선을 다하는 모습에 환자 분과 더 친해지고 정이 싹튼 것 같다.

한 번에 진료와 환자에 대한 고민을 센스 있게 해결해 주는 직원을 당연하게 생각하기보다 고마움을 전하고, 시행착오를 겪기는 하지만 환자에게 한결같이 최선을 다하는 직원에게는 잘할 수 있는 시간과 기회를 주자.

환자를 사랑하라
; 사랑의 첫번째 증상 "관심"

자꾸 보게 된다면

'저 골목을 돌면 만날 것만 같은데' – 이승환 한 사람을 위한 마음 – 골목을 돌면 만날 것 같아서 짝사랑하는 선생님의 하루 일과를 파악해 골목에서 기다린다. 우연을 가장한 만남을 만들기 위해 계획적이고 치밀한 사람이 되어본 기억이 나에게는 있다. 출근시간, 수업시간, 점심시간, 쉬는 시간을 치밀하게 조사하고 등굣길에 계단에서 복도에서 식당 매점 앞에서 주로 자주 출몰하고 하루에 여러 번 인사하면 들킬까 봐 인사는 세 번 이내로 하고 못 본 척 지나쳐가기도 한다. 너무나도 자주였던 걸 선생님도 아실까?

치과는 진료의 특성상 여러 번 내원 하는 일이 많다. 몇 년씩 하는 교정치료의 경우 여드름쟁이 사춘기 소년이 어엿한 대학생이 되거나 입대하는 경우도 있다. 꼭 교정 진료가 아니어도 치과의 새로운 영역으로 떠오르는 미용성형이나 치아성형, 양악수술, 임플란트 등도 시술뿐 아니라 장기적인 예후 관찰이 치료의 성공 여부를 판단하는 중요한 절차가 되었다. 특히 임플란트 그 기술의 진보와 함께 중요성이 대두되는 것이 장기적 예후 관찰이라고 할 수 있다. 상실치아의 기능을 대신하는 혁신적인 기술로 각광받으며 참 많이도 심어 왔고, 평균수명의 연장으로 앞으로도 사람의 치아를 대신할 획기적인 대안이 없다면, 임플란트의 수요는 꾸준할 것으로 전망된다. "화장은 하는 것보다 지우는 것이 중요합니다."라는 말처럼 "임플란트는 심는 것보다 유지관리가 중요합니다." 기존에 임플란트 시술을 받은 환자의 평균수명도 연장되다 보니 환자를 관찰하고 그들에게 관심을 기울일 시간 또한 더 길어졌다.

직원들과 이야기를 하다 보면 선호하는 환자유형이나 함께 진료하기 편한 환자가 따로 있다. 그런 시술자들의 편안함은 환자들에게 고스란히 전해지고, 입안에 충치가 있거나 잇몸질환으로 다수의 치아를 발치하는 등 치과질환에 대한 부정적인 경험을 한 직원과 공유함으로 여러 사람의 입에 전해지거나 여러 사람에게 재차 설명해야 하는 환자의 수고를 덜 수 있어 친한 환자와 직원과의 관계를 형성해 주는 일은 긍정적인 효과를 누릴 수 있다.

이를 스토리 마케팅의 시작으로 봐도 좋다. 좋은 시나리오를 써서 환자를 그 시나리오에 끼워 맞추기보다는 병원과 직원 환자가 직접 이야기에 참여하고 즐겁고 훈훈한 이야기를 써 내려가는 것이다. 환자의 차트와 직원회의에 거론될 내용의 장르를 로맨틱 코미디로 써 내려갈지 호러미스테리가 될지 막장드라마가 될지는 지금 우리의 선택에 달렸다.

저가 정책을 전략적으로 사용하는 치과의 경우 대면 접촉이 적어 작은 일에도 분쟁의 소지가 많고 실제로 차트에는 치료내역보다는 환자의 불만사항과 불편사항으로 가득한 경우를 본 적 있다. 그런 환자분의 차트는 공포스럽거나, 때로는 서로를 고소 고발하는 막장 시나리오를 방불케 하는 일이 생긴다.

환자와 직원이 정을 쌓을 수 있는 시간과 지원을 하자. 인적자원이야 일정하게 유지되는 병원이 자원으로 큰 비용 부담 없이 효과적으로 활용할 수 있고, 진료업무가 제한적인 보건의료직 종사자들에게 사명감과 책임감을 가질 수 있도록 하자.

자녀가 장성한 부부들의 인터뷰를 보면, 선보러 나갔다가 한두 번 만나다 보니 정이 들어 결혼하게 되었고, 지금까지 한솥밥 먹으며 살아왔다고 대답하곤 한다.

지금 나에게도 주변 분들의 충고가 이어진다. 사람 한번 만나봐서는 알 수 없으니 선 본 사람은 최소 세 번은 만나봐야 한다고, 병원치료의 경우 환자와 대면할 수 있는 기회는 더욱 많다. 그런 기회들을 헛되이 보내지 않도록 하자.

그 사람의 일상이 궁금하다

아침엔 몇 시에 일어나는지, 지금은 무얼 하는지 좋아하는 반찬은 무엇인지, 치약을 짤 때는 가운데부터 짜서 쓰는지, 라면에 계란은 푸는지 통째로 넣는지, 운동화를 즐겨 신는지, 구두를 좋아하는지, 스킨은 어떤 향이 나는지, 버스를 타고 출근하는지, 지하철을 타는지….

아무리 사랑에 서툰 사람도 별걸 다 기억하는 사람으로 변신시켜버리는 힘이 사랑에는 있다.

"지난번에 신경치료 받은 치아는 아프지는 않으셨어요" "임시로 메운 재료는 빠지지는 않으셨어요" "감기는 좀 어떠세요." "다친 다리는 좀 어떠세요." "밖에 비 많이 오는데 어떻게 오셨어요." 어느 순간 안녕하세요 라는 인사말보다 환자들의 안부를 묻는 것으로 인사를 대신하게 되었다. 가족들보다 더 많은 이야기하는 상대가 환자들이 되고 일상적인 대화를 하다 보면 새로운 이야기 소재가 생기게 되고 네버엔딩 스토리가 되어 다음 예약시간이 기다려 지는 경우도 있다. 취업준비를 위해 미백 치료를 받는 20대 청춘, 오랜만의 소개팅에 설레는 노총각 환자, 만삭의 몸으로 어렵게 치과를 찾은 예비 엄마, 지병으로 병원에 입원하신 할아버지 할머니 모든 분들의 다음이 궁금하다. 어느 순간 나의 궁금증을 기꺼이 해결해 주시는 환자들을 보면 즐겁다.

일반회사는 주로 1년을 단위로 일이 진행되지만, 병원의 경우 매일이 반복이다. 환자들과 친분을 나누고 일상을 공유하는 일로 특별한 하루를 만들어가는 것이다.

그런 작은 관심들은 내게 습관을 선물하였다. 내원한 날이 생일인 걸 알고 못내 그냥 보내지 못해서, 무엇이라도 찾아내 선물하고, 서너 명이 들러붙어 치료한 어린이가 안쓰러워서 감춰뒀던 간식거리를 나눠 먹고, 환자가 선물한 먹을거리를 다른 환자와 함께 먹는 국가대표급 오지랖을 선물 받았다.

이런 경험이 있다.

누가 봐도 다정히 넘치는 젊은 부부가 내원한 적이 있다. 아내의 충치 치료를 위해서 내원했는데 검사에서 치료까지 곁에서 꼼꼼하게 챙기며 같이 하던 남편은 말씀으로는 "그동안 칫솔질 열심히 안 한 벌로 아프게 치료해 주세요."라고 하고 계셨지만, 보조석 구석으로 자신의 자리가 점점 좁아지는 데도 아내 걱정에 치료가 끝날 때까지 진료실을 떠나려 하지 않았다.

그 모습이 보기 좋았던 내가 다음 내원 때

"같이 오셨네요. 평소엔 두 분이 무슨 일 하면서 보내세요."라고 물어봤다.

"같이 걷고 차 마시면서 이야기해요. 저희."

"이렇게 항상 같이 다니시면서 아직도 할 이야기가 남아 있으세요.?"

21살에 캠퍼스 커플로 만나 만난 지 11년 결혼한 지 6년이 되었고, 아직 아이는 없지만, 낮에 서로 회사에 있는 시간에 볼 수 없는 게 안타까워서 같이 퇴근하고 아내의 일상을 듣는 시간이 즐겁다고 대답해 주셨다. 이야기는 두 번 정도 나누어 들은 이야기를 종합한 것이다.

마주 앉아 커피 마시는 두 분을 위해 손수 고른 커피잔을 선물하였다.

아침마다 생일 축하문자를 보냈던 때가 있었는데, 우연하게 생일날 치료예약이 잡혀 있는 환자를 위해서는 치과라고 하면 누구나 떠올릴 수 있는 칫솔 치약 세트보다는 우리 병원을 특별하게 기억할 수 있는 특별한 선물을 준비해 보자.

여행계획이 있어 예약을 미뤄야 할 것 같다 고백하는 환자에게는 슬그머니 칫솔세트를 준비해 드리자. 우리 치과를 특별하게 기억해 주기를 원한다면 별걸 다 기억하는 우리가 되자.

치료비는 몇 년째 동결인데 반해 인건비 임대료 재료비 등 고정비 비율은 올라가는 판국에 그런 것까지 어떻게 신경을 써? 라고 반문을 재기할 수도 있겠지만, 부메랑 효과를 기대하며, 기존 일반관리비에 크게 초과하지 않는 범위에서 실행할 수 있고 해 왔던 방법들은 마케팅 전략에서 소개될 것이다.

서로 닮아 간다

74세 할머님이 틀니를 하기 위해 내원하셨던 적이 있었다. 하악 구치부 부분틀니를 완성하셨는데 다음날 진료준비가 채 되지도 않은 아침 일찍 내원하셨다. 불편해서 끼기가 영 사나워서 못 쓰겠다며, "쎄가 자꾸 쎄에 다 서 쓸 수가 없당께." 전라도 억양이 강하셨는데 불편함을 그렇게 호소하셨다. 원장님 이하 우리 다섯은 한국말을 해석하기 위해 서로의 얼굴만 멍한 표정으로 바라보았다. "쉿 바닥!!" 말씀인즉 혀가 부분틀니 금속에 닿아서 쇠 맛이 나는 것 같고 느낌이 안 좋아서 쓰기 힘들다는 말씀이셨다. 즉 할머니의 혀는 쎄 이었던 것이었다. 틀니 처음 사용하실 때 주의사항과 현 구강 상태를 설명 후 돌아가셨지만, 그 후에도 할머니는 소일 삼아 자주 들르셨다. 할머니가 찾아주실 때마다 나는 전라도 억양을 섞어 안부를 묻고는 했다. 할머니 할아버지들의 용어가 몇 가지 있다. 마취를 몽원이라고 하고 크라운을 해 박는다고 표현하시거나 메탈 크라운은 싼뿌라라고 하는 등 요즘은 잘 쓰지 않는 단어이지만 애써 교정해 드리려고 하지 않고, 할머니 할아버지가 주로 쓰는 단어를 써서 말씀드린다.

교과서에는 나오지 않는 말은 아니지만 생소한 단어들을 허물없이 이야기해 주셔서 새로운 표현법을 알려주신 그 모든 분께 감사드린다.

상담 매뉴얼 중에는 상대방과의 공통점을 찾아 대화를 유도하라는 팁이 꼭 있다. 그 예로 취미 학연 지연 등 상담을 담당하는 사람은 여러 화젯거리를 찾기 위해 눈동자와 대뇌피질이 분주해진다. 쉽게 찾기 어려우면 따라 해보라는 조언을 하고 싶다. 그 사람의 앉은 자세 말투 사용단어 몸짓 등을 말이다. 상대방이 눈치채지는 못할 정도이면서 느낄 수는 있을 정도로 은근한 노력은 곧 효과를 발휘하고 환자가 자신에 대해 자진 진술하게 될 것이다.

꼭 환자와 닮아가려 의도적으로 노력하지 않아도 천천히 닮아가는 나의 모습을 볼 수 있게 된다. 치과는 입지에 따라 주 환자층이 어느 정도는 정해져 있는 경우가 대부분이다. 마포 시장통에 있는 치과에서 근무하는 치과위생사 선생님은 한 2년 넘게 일하다 보니 시장 사람 다 되었다고 이야기한다. 거칠게 흥정하고 때로는 잔정이 넘쳐서 감성적이 될 때가 있다고, 처음 만났을 때만 해도 꽤 새침하고 깔끔하던 친구였는데 이제 목소리도 많이 커지고 털털한 모습으로 식성도 잡식성이 되어 있었다. 변한 모습을 두고 스스로는 직업병이라고 했고, 우리는 그만큼 일을 열심히 한 증거이며, 편안해 보여서 좋다고 이야기해 주었다.

또 한 경우는 서울 외곽에서 주로 환자층이 나이가 좀 있는 곳에 실장을 맡고 있는 선생님이 최근에 결혼하게 됐는데 "학교 다닐 때는 어른들과 이야기하는 것이 불편하고 지루했는데, 치과에서 오래 일을 하다 보니 시부모님 대하는 것이 편하다."고 이야기해 주었다. 질펀하거나 편안하거나. 저연차 때까지만 해도 진료욕심 공부욕심으로 무척 열심히 지내고 때로는 스스로를 너무 혹사 시키는 것 같아서 옆에서 지켜보기 안쓰러웠는데, 지금은 마음의 평화를 찾은 것 같아 보기에 좋다.

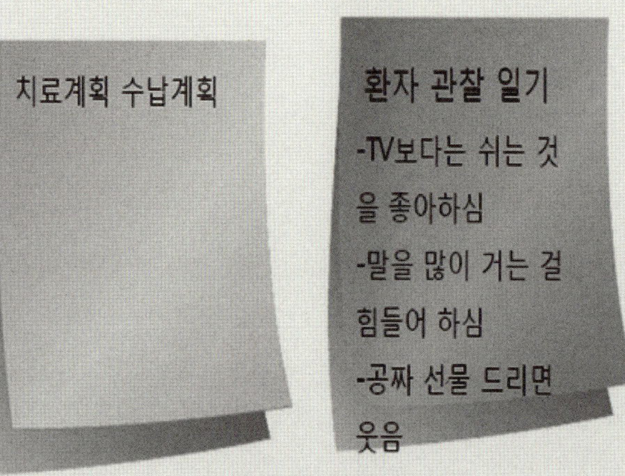

차트에 치료계획과 수납계획 외에도 때로는 별표나 도장으로 환자 치료의 난이도를 별의 개수로 표시하거나 영어 이니셜로 표현되는 환자의 치료 성향 외에 환자의 특이사항을 적어 병원 내에서 공유하여 비슷한 서비스를 제공하자는 취지에서 사용했던 방법이다. 5성급 호텔처럼 고객관리 데이터를 개발하여 전 세계 어디를 가든지 동일한 서비스를 실현할 수는 없지만, 최소한 정기적으로 내원하는 환자가 본인의 요구사항을 반복해서 이야기하는 일은 막아보자는 취지에서 실시하게 되었다. 여성은 잡지를 남성은 신문을 선호하는 경우가 많았고, 체어 대기 시간에 TV를 시청하기보다는 쉬는 것을 선호하는 환자들이 있고, 겁이 많은 환자 분은 항상 쿠션을 준비해 달라고 했다.

본인의 선호를 공지했음에도 병원에 내원할 때마다 전 신문을 저는 쿠션을 하면서 매번 이야기하면서 생기는 불만을 최대한 줄이면서 환자를 기억하고 있다는 암시를 주어 편안함을 주었다. 다시 한번 강조하지만, 환자 스스로 본인의 히스토리를 다시 한번 서술하는 일은 환자에게 부담을 준다.

전자챠트를 사용하는 경우에도 환자들의 소소함을 기록하거나 통계를낼 수 있는 Tool이 부족해서 답답한 경험이 있다. 병원 편의에 의한 통계는 쉽게 낼 수 있지만, 환자 치료 유형별 납입 치료비 영역별 통계적 수치가 필요할 때는 쉽게 자료를 취합할 수 있었지만, 취미나 가족 약속 이행 여부나 취향 등을 분류하거나 눈에 띄게 기록하거나 그런 영역의 통계를 통해 우리 병원에 내원하는 환자를 알아볼 수 있는 배려는 적다. 전자챠트에도 좀 더 세분화된 고객관리 프로그램이 부가 되기를 바라며, 아직도 더 많이 사용되는 종이 챠트에도 아날로그적 환자 관리프로그램으로 간단하게 사용해보기를 권한다.

환자를 사랑하라
; 사랑의 두번째 증상 "표현"

밀당 없기

흔히 밀고 당기기를 잘해서 상대의 감정을 좌지우지하며 여러 이성을 거느리는 사람을 연애의 고수 달인 선수라고 말한다. 밀당도 상대가 나에게 어느 정도 호감을 가지고 있을 때 가능한 일이지 어설픈 관계일 때 섣부르게 밀당을 시도했다가는 평생을 외로움과 혼자 놀기를 일삼으며 혼자 지내야 하는 비운의 독거노인이 되어야 한다.

수 없이 많은 이성의 유혹을 이기고 기꺼이 내게 와 준 그대에게 평생 감사하며 지내야 하는 것처럼 자고 일어나면 생기는 병원 간판과 쏟아지는 광고 전단 지하철 광고와 포털사이트 광고의 홍수 속에서 가까워서든 싸서든 지인의 소개 등 그 어떤 이유에서 든 우리 병원을 찾아주신 환자에게 감사함을 표현해 주어야 한다. 첫 만남에서 강한 인상을 남기지 못한다면 기회를 두 번 얻기 힘들 수 있다. 천신만고 끝에 찾아온 환자와의 대면을 무뚝뚝함이나 점잖만 빼는 병원의 오너는 그 후로도 오랫동안 직원과 무척 친해져 있거나 어느새 골프실력이 일취월장해 있는 기이함을 경험하게 된다.

한국인은 자신의 감정을 감추는 걸 미덕으로 여기고 생활한다. 식사 중 아버지는 음식이 맛있으면 "먹을 만 하구만."이라고 하면 그날 밥상이 마음이 들었음을 일축하여 표현하시거나 "음…." 한 음절과 미간을 찌푸리고 일어나시면 국이 짠지 밥이 된지를 추리하는 것은 나머지 식구들의 몫이 되는 경우가 많다.

젊은 연인들은 싸울 때

여자친구 "내가 왜 화났는지도 모르잖아."

남자친구 "알아, 알아 내가 무조건 다 잘못 했어!!"

여자친구 "내가 왜 화났는데"

남자친구 "음…."

선무당으로 빙의 되지 않고서야 한 길 사람 속을 어떻게 알 수가 있을까?

외국인 환자가 전체 환자 수의 20% 정도 되는 병원에서 일한 적인 있다. 외국인 환자의 특징은 주로 한국 거주 외국어 강사였는데 그들은 일단 예약시간을 정확하게 지켰다. 2달이나 3달 리콜 약속도 따로 연락을 못 해도 날짜와 시간까지 지켜서 내원했었다. 그리고 본인의 상태와 통증의 종류 치료받기 원하는 범위 등 당사자의 정보를 병원 측에 제공하는데 망설임이 없고 솔직했다. 또 작은 일에도 감사표현을 하는 것이 생활화되었다. 한가한 때 차를 대접하는 일은 흔한 경우가 아니니 감사를 표현한다지만, 진료실로 안내해주거나 엑스레이 사진을 찍고 나서도 감사인사를 잊지 않고 해서 당연히 필요한 일을 했다고 여기는 내가 오히려 머쓱해지곤 했다.

그러나 우리가 상대하는 대부분의 환자는 침묵은 금으로 알고 있는 한국사람이므로 의료종사자들이 먼저 다가서야 한다. 여기서 지켜야 할

원치 하나는 모든 것을 다해 주는 것이 아니라, 환자가 원하는 것을 찾아 해주는 것이 인력과 자본의 낭비를 최소화하고 환자 만족을 극대화할 수 있다는 것이다.

진료 중계

가끔은 가족들이나 지인들이 치과 치료를 받기 위해 내가 일하는 치과에 내원하는 경우가 있다. 간단한 발치에서 임플란트 시술까지 여러 진료를 받게 된다. 그런 경우 원장님이나 직원들도 내 지인에게 더 신경 써 주고 챙겨주시는 것 같아 고맙기도 하고 폐가 되는 것 같아 미안할 때도 있다.

그런 마음은 치료를 받으러 오는 가족도 비슷한 모양이다. 집에서와는 다른 어조와 정중한 태도 집에서는 좀처럼 볼 수 없는 점잖은 모습으로 치료를 받고 치료받으면서 불편하지는 않으셨는지 혹시 아프면 선생님 통해서 예약하고 꼭 나오시라는 안내를 받으면서 연신 고개를 주억거리며 "이렇게 치료 잘해 주셔서 감사합니다."만 되풀이하고는 쿨 하게 돌아간다. 나의 지인도 한국 사람이므로 전화나 나와의 만남이 있을 때 봇물 터지듯 이어지는 치료 후기를 쏟아 낸다. 나는 귀로는 말을 들으며 머리로는 이 사람이 인터넷에 글 올리는 취미가 있었다면, 우리는 지금 서로에게 악플을 일삼는 견원지간이 되어 있었을 텐데 컴맹이라 다행이구나. 입가엔 미소를 머금고 평화로운 표정으로 끝까지 듣는다. 그들의 공통된 이야기 중 한 가지는 신경치료 할 때 신경이 완전히 제거되지 않은 상태에서의 파일링은 정말 말로 표현하기 어려울 정도의 기묘하고 오묘한 심한 통증을 일으킨다는 것이다. 나 역시 치료 체험을 위해 충치를 치료하고 사랑니를 발치 해 보는 등 여러 치료를 경험해 보았지만, 신경치료와 임플란트 치료는 아직 해 본 경험이 없어서 100% 공감을 할 수는 없었지만, 그 이야기를 하는 사람들의 표정과 불끈 쥔 두 주먹을 보면 충분히 공감하고도 남음이 있다.

치료 전에 공통점은, 다음 치료는 '물과 바람이 나올 겁니다.'라고 진료를 생중계하며 진행하는 습관은 좋은 것 같다는 의견이 중론이다. 맥없이 왜 앉아서 언제까지 기다려야 하는지 언제 갑자기 입안에 광풍이 몰아칠지 도대체 누워 있거나 눈을 가리고 있는 나에게 사람들이 무슨 짓을 하고 내게 무슨 일이 일어날지 어둠 속에서 환자들은 공포에 싸여 恐怖에 떨고 있다.

앞니가 깨져 심미치료를 받은 적이 있었다. 레진필링은 치과에서 빈번하게 시행되는 치료고, 치료범위가 광범위하지 않으면 여타 다른 치과치료에 비해 다소 쉬운 치료로 분류된다. 그래도 막상 치료체어에 앉아 소공포를 덮어 놓고 핸드피스가 돌아가는 소리와 함께 뿜어져 나오는 물의 압력에 나도 모르게 계속 어깨에 힘이 들어가고 양미간이 찌푸려진다. 다음에는 에칭 본딩 큐어링이라는 치료순서를 꿰고 있는 사람도 그 정도인데 정보나 경험이 부족한 환자의 경우는 얼마나 더 긴장과 두려움의 연속이었을까? 라고 생각하며 진료실에서는 최대한 수다쟁이가 되려고 한다. 그때 이후로 난 더 열심히 진료를 중계하게 된 것 같다. 잠시 치료가 중단되어도 불안하기는 마찬가지이고 단 몇 초도 수십 분처럼 길게 느껴질 수 있다. 우리야 잠깐 치료에 필요한 기구를 찾으러 갈 수도 있고, 지혈을 하거나 마취 후 대기하는 시간을 가지는 것이 치료하

는 입장에서는 당연한 일상이고 과정이 될 수 있지만, 환자 당사자에게
는 가혹한 치료의 연장이나 불필요한 시간낭비로 느껴질 수 있다.

환자에게 2분 정도 기다리겠습니다. 마취가 충분하게 진행된 후 치료
를 시작하겠습니다. 원장님께서 잠시 후에 오실 겁니다. 라고 기다림을
어느 정도 예고해주어야 조금이나마 진료실에 혼자 방치되는 시간에 대
한 억울함을 해소할 수 있을 것이다.

가끔은 직접 진료를 챙기기 어려운 경우도 있고, 때로는 진료시간 중
이야기가 오고 가는 걸 심하게 싫어하는 원장님과 일을 해할 때가 있다.

그럴 때는 **사전예고제를 실시한다.** "오늘은 신경치료 둘째 날인데요. 두
번째에는 첫째 날보다 덜 아프지만, 신경관 안에 신경이 남아 있는 경우
엔 아프실 수 있습니다. 많이 불편하시면 표시하세요. 저희 선생님께서
덜 아프게 조치를 취해 드릴 겁니다."

사랑하는 연인끼리 기념일을 챙기기 위해 가끔 서프라이즈 이벤트를
기획하는 경우가 있다. 상대방 몰래 선물을 준비하거나 장소나 인물을
섭외하여 감동을 주기 위해 사전모의 후 준비하게 된다. 내게 소중한
사람에게 감동의 순간을 선물하기 위해 며칠에서 길게는 수주를 준비
하고 순수하게 기뻐해 주는 모습만으로 준비한 사람은 충분한 보상을
받게 된다.

병원에서 먼 길 찾아온 환자들이 아무리 감사해도 서프라이즈를 안
겨주어서는 곤란하다. "오늘 치료는 아마 깜짝 놀라실 거예요. 놀라실
준비되셨으면 자 그럼 시작할까요."라고 진료과정을 비밀에 부치거나 함
구했다가 예상치 못한 통증이나 공포를 경험한 환자는 더 이상 우리 병
원의 동반자일 거라는 기대는 하기 어렵다. 과정의 편안함과 신뢰로 감

사를 표현하자.

말 문 트 기

병원 일을 처음 시작해서 진료실에 배치받게 되면 표준 매뉴얼 대로 할 것을 교육받는다. 치료 전후 주의사항을 숙지하는 것 환자가 궁금해하는 부분은 기본적인 것만을 간단하게 대답하고 담당자에게 전달하는 일 등 환자안내 매뉴얼 대로 말하는 법을 교육받게 된다. 치료에 대한 직접적인 언급은 피할 것, 치료내용에 대해 판단은 하지 않을 것, 이러한 매뉴얼을 따라 일을 하면 서비스 표준화를 하거나, 서비스 평가를 하기 위해 안전하고 편리한 지침이 되기도 하지만, 서비스는 제품처럼 공산품화 할 수 없기 때문에 서비스의 획일화를 초래하거나 서비스 조직과 서비스 인력의 행동에 제약을 야기시켜 딱딱하고 경직된 서비스 문화를 만들어 간다는 것은 물론, 때로는 징계받을 직원에게 빠져나갈 묘한 구실이 되기도 한다.

진료현장에서 환자에게 빠르게 적응하기 위한 구체적인 지침은 근속 연수 별 개개인의 성향 및 원장의 기대치와 병원의 브랜드 이미지 병원의 입지 등 다각적인 분석이 필요하겠다.

간단하고 쉽게 적용할 수 있는 방법 두 가지를 제시한다면 긍정적으로 대답할 것과 짧은 단문형식으로 이야기를 시작해 보는 것이다.

한 때 나의 별명은 '네네 실장'이었다. 신기하게도 '네' 한 글자의 길이와 톤 높낮이로 거의 모든 의사소통이 가능했다. 긍정적인 대답의 시작은 잘 듣는 것이다. 환자의 이야기 중간 네에~~하고 대답하고 환자가 부정적인 경험을 이야기할 때는 네!네!하고 짧게 끊어 대답을 한다. 잘 알아듣지 못했을 경우엔 네네하고 뒤를 올려서 되묻는 경우도 있다. 대화가 끝났거나, 이야기의 내용이 환자의 청탁이나 부탁이 들어 있는 경우에는 스스로 해결할 수 있는 간단한 사안이라면 즉시에서 "네!! 알겠습니다." 하고 쿨하게 환자의 불편이나 요구사항을 해결해 준다. 처음 저년차 선생님들이 해결할 수 있는 간단한 문제란 무릎담요를 덮을 수 있는지 소공포를 덮지 않으면 안 되는지, 치과 칫솔이 좋던데 더 얻을 수 있는지 등의 소소한 것들이다.

무릎담요를 찾는 여자환자에게 "저희는 그런 것이 준비되어 있지 않아서…"라고 주저하거나, "저희 원장님은 소공포를 꼭 사용하시는데…"라거나 "칫솔은 실장님께 상의 후 드려야 할 것 같아서…"라고 환자와 신입직원 모두에게 어색한 시간이 되지 않도록 경영일선에서 사전에 철저하게 준비하고 연습하자.

치료에 대한 불만이나 통증을 호소할 때도 당황하거나 그 자리를 피하기보다는 일단 추임새를 넣으며 끝까지 듣고 반응하면 된다. 즉각적인 해결책을 찾기보다 끝까지 듣고 공감해 준다. "네 많이 불편하셨겠네요. 그 문제는 제가 저희 팀장/실장/원장님께 확인해 보도록 하겠습니다." 하고 치료로 이어질 수 있도록 여운을 남기기로 한다. 가능한 짧고 확실하게 대답하고 정확하지 않은 건 담당자나 전문가에게 연계할 수 있도록 하고 환자의 의사가 정확하게 전달될 수 있도록 하면 된다.

처음 환자와 이야기를 시작할 때 오히려 환자보다는 내부사람들의 눈치를 보느냐 쉽게 이야기를 시작하지 못하는 경우가 많다. "금방 끝나실 거예요."라고 했더니 그것보다 오래 걸리면 어떻게 하려고 그렇게 이야기하느냐고 지적받고, "시간 좀 걸리 실거예요."라고 얘기했다가 그렇게 이야기하면 환자가 치료를 하겠느냐고 지적을 받기 일쑤고, 일일이 꾸중의 원리를 깨달으며 밤마다 시름에 젖어 술과 하나가 된다. 실장 입장에서 사무업무를 보고 있어도 진료업무에 촉각을 곤두세우고 일하는 게 된다. 그럴 때 직원들이 환자의 공포지수의 정도와 치료 내용에 따라 가려서 말해 주기를 간절하게 바라지만, 직원들 입장에서는 본인이 이런 말을 했다가 지적을 받느니 입 다물고 말자고 결심하고 환자에게 퉁명스럽게 대하고 말거나 "그런 건 실장님께 물어보세요."라고 책임을 회피하는 경우가 발생한다. 그런 공포를 극복한 후엔 환자에게 마음과 시선이 간다. 환자가 말하는 걸 싫어하면 어떡하지, 난 말 주변도 없는데…. 무슨 말을 해야 하지 좋지 않은 걱정을 먼저 하게 된다. 이야기를 시작하면서 '내가 입만 열면 빵빵 터져서 환자들이 배꼽을 잃어버리고 환자들이 나만 좋아해서 선배들의 시기와 질투를 받으면 어쩌지!' 하고. 걱정하는 직원은 드물다. 지금은 상담의 달인이 되어 있는 실장님 과장님도 처음엔 창가에서 눈물 꾀나 흘렸을 테니 직원들에게 말문을 열수 있는 기회를 주자.

안녕하세요. 어떠셨어요. 괜찮으세요. 날씨가 좋죠. 불편하시면 표시하세요. TV 괜찮으세요…. 등 한 문장으로 이야기를 시작하자.

'치료 중에 아프거나 불편하시면 왼손 들어 표시하세요.' 처음부터 장문으로 이야기하면 더할 나위 없이 좋겠지만, 우리가 말을 배울 때도 옹알이부터 시작하는 것처럼 단문으로 끊어서 말하면 자연스럽게 통문장 대화가 가능해 진다.

단 짧은 문장으로 이야기할 때 자칫 딱딱하고 쌀쌀해 보일 수 있으므로 말끝을 좀 늘여 준다.

레디 Action

사람들과 친해지려면 같이 밥을 먹고 목욕을 하고 잠을 자라고 한다. 모두 환자와 친해지기 위해 하기엔 다소 부담스러운 것들…. 뜻밖의 선물로 고마운 마음을 표현해 보자.

좋아하는 사람에게 고백하기 위해 선물을 사본 경험이 한 번쯤은 있을 것이다. 무엇을 좋아할지 부담스러워 하지는 않을지 내 마음을 충분하게 설명하는지 너무 튀지도 무난하지도 않으면서 그 사람에게 꼭 필요하고 오래 기억될만한 선물을 고르기 위해 이리 궁리 저리 궁리하다. 주변 사람들에게 조언을 구해가며, 선물을 받고 기뻐할 그 사람을 생각하며 행복한 마음으로 열심히 준비한다.

못 받는 것보다 뭐라도 받으면 좋아하겠지, 공짜인데 이 정도면 됐지 뭘 더 바라라고 사은품이라는 것이 주는 사람과 받는 사람 모두 소홀하게 여기기 쉽고, 받아가긴 했지만, 긍정적인 피드백을 얻기는 어렵다. 사은품 소진계획과 실패사례는 마케팅편에서 예를 들겠지만, 각 병원에서 흔하게 접할 수 있는 물건이라도 예를 들어 치과의 칫솔 치간치솔 치실 등도 전하는 사람도 받는 사람도 진심으로 전달하고 다르게 고마움을 표현하더라도 한 번 더 고민하고 고생해서 병원을 더 오래 기억할 수 있고 환자가 병원을 00병원으로 기억하는 것이 아니라 '아 마침 내가 00이 필요했는데 그걸 챙겨준 00병원!!'이라고 스토리를 만들어 기억할 수 있는 센스를 발휘하자.

새로운 행동을 할 때 우리는 고정관념이라는 벽에 부딪히게 된다. '아이 사나이가 무슨 이벤트야(선물이야) 낯 간지럽게' 하고 남자다움을 고수하는 순정 마초와 같이 '병원이 무슨 백화점이나 미용실도 아닌데 그렇게까지 해야 하는 거야' 의문을 가질 수 있다. 대부분의 환자들도 병원은 백화점이나 미용실이 아니라고 생각하기 때문에 병원에 대한 서비스 기대치는 훨씬 낮게 형성되어 있다. 그래서 비교적 작은 노력과 적은 비용으로 고객 만족을 이룰 수 있고, 환자 스스로도 제품 흥정하듯 자신의 신체를 가지고 고무줄 줄다리기를 즐기지는 않는다. 상담이 어려운 경우에 대한 사례나 타개책은 마케팅 편에서 다루도록 하겠다.

매스마케팅은 지양하고 스킨쉽 마케팅을 하자. 환자의 특성을 살려 마음을 담은 선물과 말로 환자에게 고마움을 표현하자.

보험회사지점에서 내근하던 여자 환자가 계셨다. 주로 점심시간에 내원하셔서 치료받으셨는데 접수창구 캐릭터 볼펜을 어디서 구했는지 물어보셨다. 외근하는 직원들이 볼펜을 쓰다가 자꾸 가져가서 책상에 볼펜이 남아날 날이 없어서 튀는 볼펜을 쓰는 것도 방법이겠다며 구입처를 물어보셨는데 내가 사는 근처 팬시점에서 구입한 것이니 직접 구해서 다음 예약 때 오시면 드리겠다고 했다. 볼펜 값 3,200원 어쩌면 직접 찾아가서 준비한 정성이 부가가치를 더해 그 이상의 가치를 했을 것이라 굳게 믿는다. 무엇보다 내 마음이 좋았다.

어린손주가 있는 딸을 위해 함께 내원하신 친정어머니 예상보다 진료 시간이 길어지자 아이가 보채기 시작했다. 발표에 필요한 사진을 몇 장 찍던 중 할머니와 아이의 사진을 찍어 드리겠다고 제안을 했다. 아이는 자동으로 스마일을 하고 몇 장을 연달아 찍었다. 그 중 잘 나온 사진 한 장을 현상하여 선물해 드렸다. 파일화 되어 있는 사진이 아닌 인화된 사진의 감성은 시간이 지나도 그대로인 듯하다. 할머님은 의외라는 표정을 지으셨지만 기쁘게 받아주셨다. 사랑의 치과에서는 이런 사진들이 홈페이지에도 올렸었고 소아환자를 보며 느낀 점을 "아이처럼"이란 제목으로 수필처럼 쓰기도 했었다. 이런 일련의 일들은 사전 기획을 통해 의도적으로 이루어지기보다는 현장에서 환자와 가장 가까이에 있던 사람을 통해 가장 빠르고 즉흥적으로 이루어졌을 때 더 드라마틱한 효과를 얻을 수 있다.

하루에도 빈번하게 발생하는 환자와의 접점에서 매번 복잡한 의사결정을 거쳐야 환자에게 무언가 해 줄 수 있는 시스템이라면, 직원도 환자도 병원도 결국에 지쳐서 제도는 무용지물이 되고 말 것이다. 직원이 환자를 위해 행동할 수 있는 시간과 장소와 경비를 지원해 보자.

은밀한 스킨십

환자 서비스 매뉴얼 회의 중 장난처럼 쏟아진 아이디어가 있었다. 환자에게 스킨십을 유도하자. 촉각과 후각을 자극해 환자로 하여금 우리 병원을 오래 기억하게 하자는 취지에서 좋은 아이디어지만, 과도한 스킨십은 환자의 불쾌감을 유발하고 오해를 불러일으킬 수 있다는 이유로 차선으로 밀린 아이디어지만, 틈틈이 써먹을 때가 있다.

내가 즐겨 쓰는 스킨십 포인트가 있다.

+ 파노라마나 엑스레이 촬영 시 환자의 손 위치를 직접 손을 꼭 잡고 안내해 드린다.

+ 아프면 이쪽 손드세요. 라고 말하며 왼손을 터치해 준다.

+ 긴장하시면 아프시니까 긴장 풀라는 이야기를 하며, 자연스럽게 어깨를 짚을 때도 있다.

+ 그리고 노인환자의 경우 주의사항을 설명할 때는 손이나 무릎에 손을 짚고 설명을 한다.

스킨십은 서로 친한 사이에 하기도 하지만, 스킨십을 통해 더 친밀감을 느끼기도 한다. 또 적절한 타이밍의 스킨십은 친밀감과 환자에게 안정감을 준다.

서로 연구하여 환자가 의식하지 못하는 적절한 스킨십 타이밍을 매뉴얼로 만들어 보면 재미있을 것 같다.

주의할 점은 과도한 스킨십은 상대에 따라 오해를 살 수 있으니 신중해야 하며, 개인적인 사리사욕을 채우는데, 악용되는 일은 없어야 할 것이다.

우리 치과의 위층에 재활병원이 들어왔다. 언제 개원한다는 기별도 없이 휠체어를 타고 이동하는 사람들이 소문을 듣고 하나둘씩 입원하기 시작해서 이제 건물 전체 어디에서나 휠체어를 탄 모습을 어렵지 않게 볼 수 있다. 어느 날부터 이분들이 치과 치료를 받으러 오시기 시작했고 이분들을 이해하기 시작했다.

환자들 대부분이 수년씩 많게는 몇십 년을 장애를 이겨내며 지내 오셔서 심신과 경제적으로 환자와 그 보호자 또 가족들 모두 지쳐 있었다. 치과 치료를 받아야 함에도 여러 가지 형편상 치료를 미뤄오셔서 구강위생상태도 좋지 않은 환자들이 대부분이다.

처음 내원한 환자를 안아서 치료체어로 옮기는 일이며 양치시켜 드리는 일 입 벌리고 오랫동안 누워 계셔야 하는 수고를 덜어 드리는 일 하나부터 열까지 비장애인들을 대할 때와는 달라서 2-3배는 힘들게 일해야 했다. 그런 환자들이 하루 이틀 늘어가며 상황을 이해하게 되고 그들을 대하는 일이 하나도 어렵지 않게 됐다.

20살에 친구들과 바닷가에 놀러 갔다. 다이빙을 잘못해 하반신을 못 쓰게 된 23살 청년과 아들을 간호하는 어머니.
경운기와 함께 논바닥에 내동댕이쳐서 목 아래를 쓰지 못쓰게 되신 어르신과 그의 아내.
사업가로 왕성하게 살아오시다 쓰려져 말문이 막혀 버린 사장님과 간병인,
36살 뇌성마비 딸을 극진히 간호하시는 부모님.

저마다 사연을 가지고 3~4개월마다 전국 각지의 재활병원을 순회하며 살았을 그들의 세월을 생각하면 진료 중에 격을 잠깐의 수고는 차라리 하찮아진다. 늘 환자를 사랑으로 대하겠다는 기도로 하루를 시작하면서도 순간 나의 불편과 수고로움을 내세워 게으름을 피워온 내가 부끄러웠다.

신체장애가 결코 마음까지 움직이지 못하게 하는 일이 아니기에 "제 손 무시면 안 돼요."라는 한마디에 얼굴이 빨개지도록 참아내시는 모습. "예쁘게 다듬으시는 중이입니다."라는 말에 환하게 웃어주시는 모습. 수줍게 내미는 귤 몇 알에도 나의 수고는 충분히 보상이 되고도 남음이 있다. 장애의 작고 큼에 상관없이 스스로의 생활을 밝게 이끌어가시고자 결정하시고 어렵고 느리더라도 긍정적으로 생활하시는 모습을 볼 때마다.

그분들이 지내왔을 인고의 시간까지 깨끗하고 맑게 스케일링해 드리고 싶은 마음에 하루가 풍요롭습니다.

'마음까지 스케일링 해드립니다.'라는 제목으로 연세사랑의치과 홈페이지에 올렸던 글이다.

여기 소개된 글이나 감성들 대부분은 연세사랑의치과에서 일할 때 대부분이 만들어진 것 같다. 아침마다 기도로 그날을 축복하고 환자 한 분 한 분의 이름을 들어 평안을 위한 기도로 하루를 시작했었다. 돌아가면서 아침 기도를 하는 것이 그때는 그렇게 부담스럽고 불편한 시간이었는데, 지금은 따로 기도시간을 갖고 있지 않을 뿐이지 매일 큰일 없이 지나갈 수 있도록 기도하는 마음으로 일하게 되었다. 사랑의 치과에

서는 한 달에 두 분의 국내 거주 외국인의 치료를 지원하고, 전도사 목
사 선교사님과 그의 직계가족치료를 지원하고 있다.〈2012년 현재 당시 원
장님이 진료하고 계시지 않음〉 직원들이야 일이 많아지니 가끔 싫은 내색을
하지만, 원장님 두 분은 단 한 번도 싫은 내색을 하거나 바쁠 때 내원해
대기를 하더라도 끝까지 치료를 책임지며, 불편한 내색을 비춘 것을 한
번도 본 적이 없었다. 표면적이고 전시용으로만 재능을 기부하는 모습
을 본 적이 있다. 환자들에게 사랑받고 건재할 수 있는 힘의 원동력은
환자와의 믿음과 신뢰를 무던하게 지켜온 확고부동한 원칙 때문이었으
리라.

　나는 최근까지만 해도 일산에 사는 아는 분이 치과소개를 부탁하면
사랑의 치과를 추천해 주었다. 모든 치과가 개성과 특성이 각기 다르겠
지만, 소개해 준 환자와 내가 같이 병원에 가거나 따로 전화를 해 청탁
을 하지 않더라도, 치료의 경중을 떠나 최선을 다해 끝까지 책임져 줄
것이라 믿기 때문이다.

환자를 사랑하라
; 사랑의 세번째 증상 "배려"

공감부터 시작하기

나는 어린 조카가 있다. 평소에 아이는 할머니와 있거나 다른 이모 엄마 아빠와 있지만, 안타깝게도 그날은 나 혼자 조카를 돌봐야 했다. 좀 서툴지만 열과 성을 다해 조카와 놀아주고 안아주고 돌봐주었는데 갑자기 아이가 울기 시작했다. 나는 반사적으로 우유를 먹이고 평소에 잘 먹는 멸치가 다량 함유된 과자를 쥐여주고 음악을 틀었다. TV를 틀어주고 장난감을 들려주었지만, 시간이 갈수록 더 크게 울었다. 아이의 얼굴이 빨개지기 시작하면서 초조해 진 나는 차라리 같이 울고 싶은 심정이었다. 이제는 아이를 업고 응급실에라도 가야 하나 하고 유체가 완전히 이탈하기 직전에 엄마가 구역예배에서 돌아오셨다. 아이를 왜 이렇게 울리냐며 나를 나무라며…. 그래도 엄마 새끼는 나인데 조카에게 곧바로 달려가 달래주셨다. 밥도 쥐보고 여태 달래 보았지만, 소용이 없었다고 변명을 늘어놓기 시작했는데, 아이의 바지를 들춰본 엄마는 '아이가 기저귀에 실례하고 불쾌해서 우는 것을 여태 방치하였으니 울지' 하고 타박을 하면 능숙한 솜씨로 기저귀를 갈아 주고 우유를 먹였다. 조금 전까지 쳐다보지도 않더니, 잘도 먹는구나 나는 패배감과 지괴감을 동시에 느끼며 쓸쓸하게 방을 나와야만 했다.

조카는 배도 고프고 평소에 좋아하는 과자와 장난감도 필요하지만, 똥 기저귀가 해결되지 않으면 아무것도 눈에 들어오지 않는 상황이었던 것이다. 나는 멍청하게도 그걸 잡아내지 못한 것이다.

직원들과 시비스에 대해 대화할 때 시비스의 기본은 목마른 사람에게는 물을 이라고 항상 강조한다. 사막에서 길을 잃고 헤매는 사람에게 삼천궁녀나 산해진미 금은보화보다 지금 필요한 건 갈증을 해소할 수 있는 물 한 모금이 간절한 것이라고.

배려란 상대가 불편해할 것이라 간주하여 아무 말도 하지 않는 것이 아니라 그 사람이 듣고 싶은 말을 해주는 것이다.

지금 필요한 건 뭐

1. 삼 천 궁 녀
2. 산 해 진 미
3. 금 은 보 화
4. 제주 삼다수

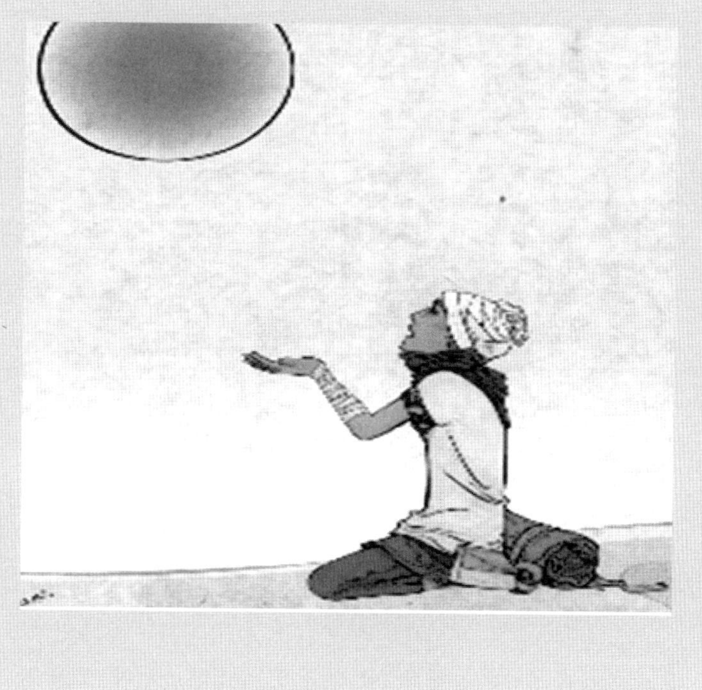

통하였느냐

배려는 관심사항을 표현하는 것보다, 개인적인고 친밀한 단계를 거쳐서 이루어지는 단계이다. 직원 각자가 노력해 얻은 환자에 대한 정보로 유추한 배려의 방법이 환자가 원하는 그것과 일치하는지를 확인한 후 시행해야 한디. 조금 더 깊이가 있는 실천이기 때문에 서로 오해가 있을 때는 되돌리기도 더 힘들기 때문이다. 통하는 방법 중 가장 쉽고 빠른 방법은 당사자에게 확인하는 방법이다. 이때 직접적으로 묻기보다는 상대의 말을 되풀이하는 방법으로 확인하는 것이 오해를 피해가는 방법의 하나다. "아 그러니까 지금은 여러 여건상 아픈 곳만 치료하고 싶으신 거군요."라고 반문하는 것이다.

실천이 없는 통은 공허하고, 통이 없는 행동은 독단적이고 이기적으로 비치고, 환자를 황당하고 불편하게 만들 수 있다.

한 젊은 여성분이 동료분과 함께 부모님의 치료상담을 하고 싶다고 치과로 찾아온 경우가 있었다. 아버님이 치아가 안 좋으셔서 치과 치료를 받으셔야 하고 대략적으로 상담을 하고 치과가 괜찮으면 지방에 계신 아버님을 모시고 와서 치료를 받아야 할 것 같다고 하셨다. 아버님의 나이와 치아의 개수 전신질환 등을 물었지만, 일반적인 사항 말고 구강 내 상태에 대해서는 구체적으로 알고 있는 것이 없었다. 그냥 틀니의 가격은 대략적으로 어느 정도이며, 임플란트의 경우는 대략적으로 어느 정도 하는지 정도만 알고 싶다고 하셔서, 알려 드렸다. 그럼 아버님과 한번 다시 내원해 달라고 말씀드리고, 일어서려고 하는데. 사실은 저희 아이가 장애가 있는데…. 하고 진짜 내원 이유를 꺼냈다.

장애인 가족을 가진 건 동정을 받거나 비난받을 일은 더더욱 아니지만 누구에게나 쉽게 이야기를 꺼내기는 힘든 일이다. 또 최근에 이혼가정과 재혼 가정이 늘면서 건강보험증에 가족의 성이 다르거나, 다문화 가족의 증가 등 진료 외적으로도 특별히 신경 쓰고 말과 행동에서 상대방을 배려해야 할 사항들이 많다. 이러한 사실을 알게 된 직원을 모든 직원이 정보를 공유하여 병원의 부주의나 말로 환자가 두 번 상처받지 않도록 각별하게 신경 써야 한다.

치과가 공포스러운 이유는 통증 소리 마취도 있지만, 비싼 치료비를 꼽는 경우도 있다. 경제적인 여유가 없어 치료를 미뤄 온 환자의 경우 통증이 극심하거나 이가 흔들리거나 이가 부러지는 등 극단적인 상황에 처해서 내원하는 경우가 많다. 표현 양식은 두 가지가 있는데 경계심으로 목소리를 높여 강압적인 환경을 만들거나, 심리적으로 극도로 위축되어 의사표현을 불분명하게 하는 경우이다. 전자의 경우는 원하는 치료 이상의 치료를 권하거나 하면 오히려 목소리가 높아져 분란의 소지가 있기 때문에 원하는 치료의 범위를 명확하게 정하고 예상치료비 등을 분명하게 고지해 주어야 한다. 후자의 경우는 현재 치과 치료비로 지출할 수 있는 지출의 범위를 물어보고 최대치료 범위와 우선순위에 따른 치료 권장 순서 등을 상세하게 설명하고 위축된 마음을 풀어 드리는 따뜻한 말로 무장해제시키면, 충성고객이 되는 경우가 많다.

**엄마가 아이를 데리고 남편이 아내를 위해
추천하는 치과가 되고 싶습니다.**

따뜻한 마음으로 환자들 한 분 한 분을 모시겠다는 마음으로 치과를 개원하고 온 가족이 치과 치료를 위해 찾아주시는 모습을 뵈며 보람으로 느끼며 진료를 하고 있습니다. 간혹 엄마와 함께 오지 못해도 아이 혼자 편안하고 안심하며 치료받을 수 있는 치과가 될 수 있도록 항상 노력하는 치과이고 싶습니다.

여담이지만 간혹 내 생애 처음 치과를 찾는 아이 손을 잡고 어머님 아이에게 이런 말씀하십니다.
"하나도 안 아파 아파도 꼭 참고 치료 잘 받으면 엄마가 이따 아이스크림 사줄게." (대략 난감 ——::)

오가며 이런 말씀 들을 때마다 가슴이 덜컹거립니다. 부모님의 치과 치료 경험담을 아이에게 부정적으로 심어주시니 저희는 더 할 일이 많아집니다. "괜찮아 금방 끝난다." 아이 주위를 치료에서 다른 곳으로 돌리기 위해 2배는 더 많이 말을 시켜야 하기 때문입니다.

아이는 이제 세상에서 치과에 대한 저만의 경험과 추억을 쌓으려고 준비 중에 있는데 그 과정에서 좋은 기억을 주려고 저희는 항상 최선을 다 할 것입니다.
처음의 경험은 언제나 중요한 것 같습니다. 좋은 경험은 평생을 가슴에 추억으로 남기고 좋지 못한 경험은 아픔과 상처가 되어 남아 평생을 치과와 이별하는 결과를 만들 때가 있습니다.

치과를 처음 찾는 아이처럼 그동안의 치과에 대한 좋지 못한 기억을 과거에 남겨두시고 저희 치과를 찾아주세요. 무섭고 두려운 치과 치료를 무색하게 만들 좋은 인상과 기억으로 보답하겠습니다.

언제나 늘 항상 이라는 단어들이 새롭게 느껴지는 어느 가을 환자들의 건강과 행복을 위해 따뜻함을 전하는 치과이길 바라며…

환자를 사랑하라
; 사랑의 네번째 증상 "칭찬"

칭찬은 여태까지 환자를 향한 노력을 헛되게 하지 않고 환자를 우리 병원에 영원히 머물 수 있도록 마지막 방점을 찍는 것이라 할 수 있다.

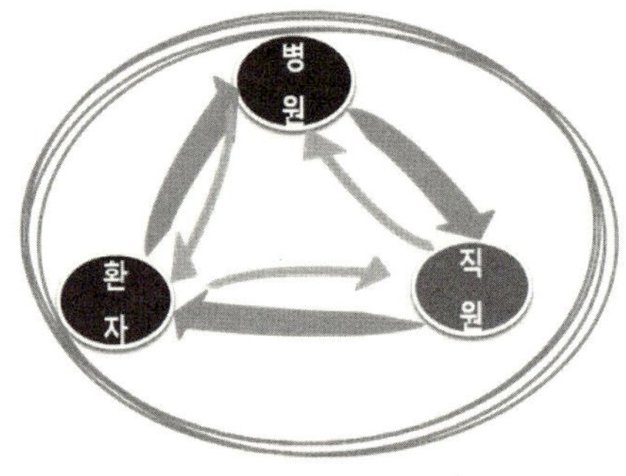

선순환 모델에서 관계를 유지시켜주는 바깥 테두리의 보호막을 더 튼튼하게 하는 역할을 하는 윤활제가 되어 줄 것이다.

시중에 칭찬에 대한 여러 서적과 여러 정의가 있는데 이를 종합하면.

로 요약할 수 있다. 대부분의 칭찬은 내부에서 이루어지는 걸 이야기하는 것 같다. 부모가 자녀에게 상사가 직원에게 직원끼리 등 서로 당연하게 관계를 유지해 가기 위한 소통의 한 방법으로 칭찬이라는 도구를 사용할 때의 칭찬의 방법에 대한 내용들 말이다.

그러나 고객은 완전한 우리 고객이 되기까지는 오래 기다려 주지 않기 때문에….

시도 때도 없이 칭찬하기

아침 일찍 진료받기 위해 내원한 환자에게 "되게 부지런하신가 봐요. 치료받을 때마다 아침 일찍 나오시는 걸 보면."

외모에 특히 신경을 많이 쓰는 여성환자에게는 소공포를 씌워주며 "우와 얼굴이 작아서 구멍으로 얼굴 절반 이상이 나와 소공포 씌우는 의미가 없어지네요."

피부에 신경 쓰는 여성환자에게는 "피부가 유연해서 치료하기가 얼마나 편한지 모르겠어요."

치과에 처음 내원해 진단 후 스켈링을 받는 젊은 분에게 "스켈링 오랫동안 받기 정말 어려운 일인데, 정말 치료 잘 받으시는 거예요. 스켈링 잘 받으시면 다른 치과 치료는 식은 죽 먹기로 잘 받으시겠네요."

다수치아 임플란트나 보철치료를 받으시는 어르신에게는 "자제분들이 다 잘 되셨나 봐요. 임플란트 많이 저렴해 졌어도 한꺼번에 하기 힘들거든요. 자제분들이 여유가 있어 이렇게 부모님 챙겨 드리는 모습 보니 부럽습니다."

내가 자주 쓰는 칭찬 중 하나는 "오늘 치과 치료 끝나고 약속 있으신가 봐요." 환자의 대답은 "예" 어쩐지 예쁘게 하고 나오셨더라. / "아니요." 그런데 왜 이렇게 예쁘게 하고 오셨어요. 치료만 받고 댁으로 바로 가기에는 좀 억울하시겠어요.

10계명 중 1번이 칭찬할 일이 생겼을 때 즉시 칭찬하라인데 사실 마음속에서 우러나와 환자에게 칭찬할 일은 많지 않다. 약속시간을 잘 지키거나, (쿨하게 **결재할 때 정도**…) 말고 바쁜 일상에서 칭찬할 기회만 호시 탐탐 노리고 있기는 불가능하다.

오히려 매번 늦다 예약시간을 지켜 온 환자께 "오늘은 일찍 오셨네요. 일찍 오셔서 기다리지 않고 치료받으시니 얼마나 좋아요."라고 칭찬하고, 감사하는 마음을 전한다.

주변 칭찬하기

"밖에 기다리는 학생이 아드님이세요. 점잖아서 좋으시겠어요." 내 논에 물 대는 소리와 자식 입에 밥 들어가는 소리만큼 좋은 소리가 없다는 속담이 있다. 특히 한국 부모의 자식사랑은 세계에서 둘째 가라면 서러울 정도이다. 앞의 예와 반대로 "자제분이 아주 의젓해서 치료 잘 받을 것 같으니 걱정 없이 밖에서 편히 쉬고 계셔도 될 것 같아요." 가끔 혼자 온 아이들에게는 "너 공부 잘하지." "너 운동 잘하지."라고 묻기도 한다. 대부분 둘 중 하나는 잘하더라고요.

남자친구와 온 분에게는 남자친구를 여자친구와 온 분에게는 여자친구를 칭찬하면 본인을 칭찬하는 것 보다 좋아한다, 이성친구 분의 칭찬할 요소를 찾기 힘들다면 둘 관계를 칭찬한다. "두 분 보기에 정말 다정해 보이세요."라고 말이다.

좋은 습관, 가방, 패션, 머리모양, 메이크업 등 환자의 작은 변화에도 관심을 두고 항상 언급하고 칭찬해 준다.

병원 가족끼리 나눈 좋은 이야기나 미담의 당사자에게는 병원 안에 칭찬이 자자하다며 칭찬해 준다.

우리 속담에 "가는 정이 고와야 오는 정이 곱다"는 말이 있다. 칭찬받는 병원이 되려면 먼저 칭찬하는 병원이 되는 모범을 보여보자.

그럼에도 불구하고 사랑하라

"열 길 물속은 알아도 한 길 사람 속은 모른다"는 말이 있다. 치과 진료는 보통 반경 1~3킬로미터를 상권으로 보지만, 치료 방법의 다양화와 고가의 치료가 늘어나고 병원 광고가 활발하게 이루어지면서 상권에 벽은 허물어지고 있다고 간주하면, 병원에 내원하는 불특정 다수의 마음을 헤아리기는 더 힘들다. 그렇게 사방에서 몰려오는 환자들이 본인의 증상과 과거력을 꼼꼼하게 사실대로 일러주면 좋으련만 그런 맘씨 착하고 자상한 환자를 대면하기는 어렵다.

때로는 환자의 과거병력과 치료경력 닥터쇼핑경험 걱정거리만 늘어놓으며 상담실에서 1시간씩 이야기를 나누길 원하는 환자. 어디 보도 듣지도 못한 병원에서 받은 상담내용을 비교하며 의심의 눈초리로 쏘아보는 환자분, 하루는 며느리 하루는 아들 하루는 따님을 돌아가며 대동하고 나타나서 치료내용을 설명해 달라고 하는 어머님.

너무 바쁜 나머지 씻지 못해 남자의 향기를 온 병원에 남기고 떠난 노총각 환자, 나의 양악수술 사실을 남친에게 알리지 말아달라는 당부를 매일 잊지 않는 아가씨 환자 이런 환자는 차라리 애교 정도이고, 때로는 5층 건물에서 뛰어내리고 싶은 충동을 느끼게 만드는 재주를 가진 환자를 만날 때도 있다.

결혼 상대를 만날 때 가져야 할 마음가짐에 대해서 '단점이 없어서 사랑하는 것이 아니라 단점이 있음에도 불구하고 사랑해야 한다'는 충고를 듣는다. 나는 가끔 대하기 버거운 환자를 응대해야 할 때 하늘이 나를 강하게 키우시려고 보낸 전령이라고 상상을 하며 대한다. 이 고비를 넘기면 난 어떤 고난과 역경에도 능히 이겨낼 수 있는 나로 거듭나리라. 하지만, 현실과 그 고난과 역경의 환자 레벨은 날마다 업그레이드 되어 난이도의 한계가 없는 것 같이 느껴질 때도 많다.

환자 차별하기

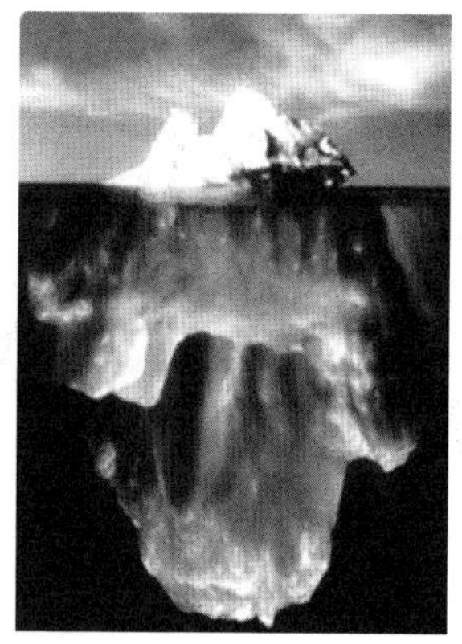

◎ "보이는 것만이 전부는 아니다"

매러비안에 연구에 의하면 우리가 상대의 말로 알 수 있는 정보는 20~30%에 지나지 않고 상대의 제스쳐, 억양, 자세 등 부수적으로 취득할 수 있는 정보로 상대를 더 잘 알 수 있다고 한다.

온몸으로 정보를 전달하는 환자에게 더 가까이 갈 수 있는 요소를 몇 가지 알아보고 진료 현장에서 효과적으로 활용하는데 도움이 되길 바란다.

스타일; 아저씨 하면 원빈의 '아저씨'와 런닝셔츠의 배가 나온 아저씨 반짝 대머리 아저씨.

뽀글뽀글 파마머리에 초인수준의 순간 파워와 스피드를 자랑하는 제

삼의 성 대한민국 아줌마에서 몸짱 아줌마 24시간 외계와 교신하는 빵상 아줌마까지 사람의 외모로 그 사람을 판단하고 차별하는 건 금기시되고 있지만, 그 사람의 스타일을 알면 일상적인 관심사와 치료에 대한 관심 영역도 다르기 때문에 대화 주제와 치료방향과 재료를 권해 드릴 때 참고할 수 있다.

초진 기록지; 일반적으로 초진 기록지에는 인적 사항과 주소 과거 치료 이력, 내원 경로와 전신병력 등을 적게 되어 있다. 그 가운데에도 귀찮아하며 진료접수에 필요한 인적 사항만 간략하게 적는 분이 있는가 하면, 한편의 소설을 쓰는 분, 지금 먹고 있는 영양제 같은 것도 써야 하냐고 질문하는 분도 있지만, 사회에 불만 있는 것처럼 이름, 주민번호, 연락처만 적는 분도 있다. 초진 기록지에서는 여러가지 정보를 한꺼번에 얻는 소중한 자료이지만, 특히 주의해야 할 것은 초간단으로 적은 분에게 장황하게 설명하면 언성이 높아지기 쉽고, 한편의 소설을 적은 분에게는 말하기보다는 듣기를 우선으로 해야 한다는 점이다. 글씨체로 성향을 파악하는 경우도 있다.

진단 자료; 초기 진단을 위해 디지털 파노라마를 촬영하는 경우가 대부분이다. 파노라마는 초진기록지와 함께 진단과 상담에 중요한 역할을 한다. 특히 파노라마 상 보이는 과거 치료 경력과 여러 치료를 경험한 환자일 경우에는 병원 치료의 과정과 기간 등의 기초적인 설명은 생략해도 좋을 것이다. 때로는 '알고 계시겠지만'이라고 환자의 덴탈아이큐가 높음을 확인시키며 이야기를 진행해 나가는 경우도 있다.

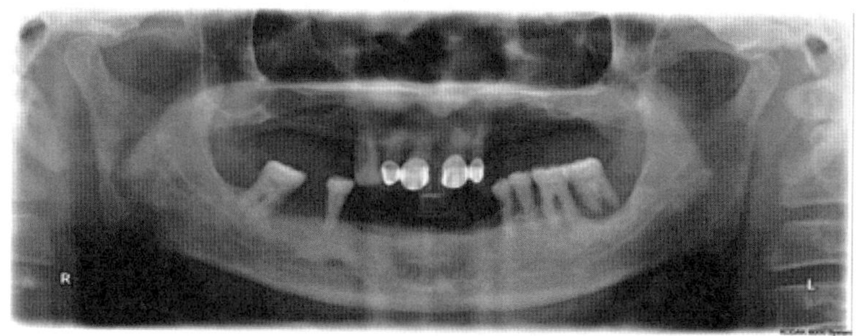

오랫동안 치료를 미뤄 다수의 치아가 상실된 경우

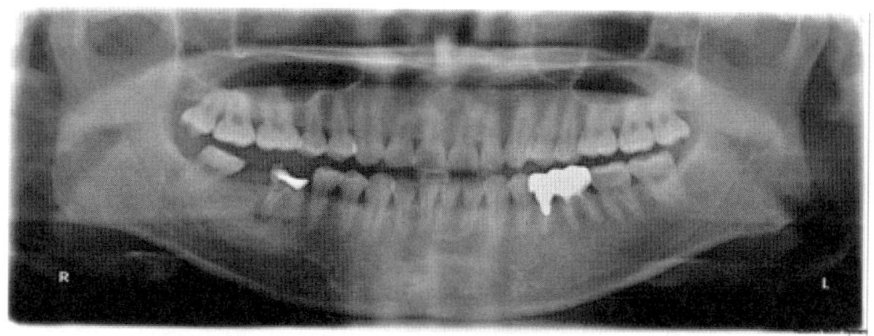

소수의 치아를 치료해야 하는 경우

〈같은 성별 연령대가 비슷해도 환자의 현재 상태가 판이하게 다른 경우〉

둘 다 치료가 필요한 상황이지만 상담시간을 단축시키고 환자를 지루하지 않게 하기 위해서는 설명의 난이도와 단계를 조절해야 한다. 환자의 직업을 파악하면 어느 정도의 경제적 상태를 유추하여 상담에 활용하기도 하지만, 직업과 사회활동의 정도를 예약 시간을 잡는데 활용하기 위해 확인하는 경우가 대부분이다. 요즘엔 결혼과 출산 후에도 일하는 여성들이 많은데 여러 번 내원이 필요한 치료를 받아야 하는 경우 전업주부인지 직장여성인지를 확인하고, 내근직인지 사무직인지 관리직

인지 일반사원인지를 파악하고 환자를 우선으로 배려한 예약시간을 잡을 수 있다.

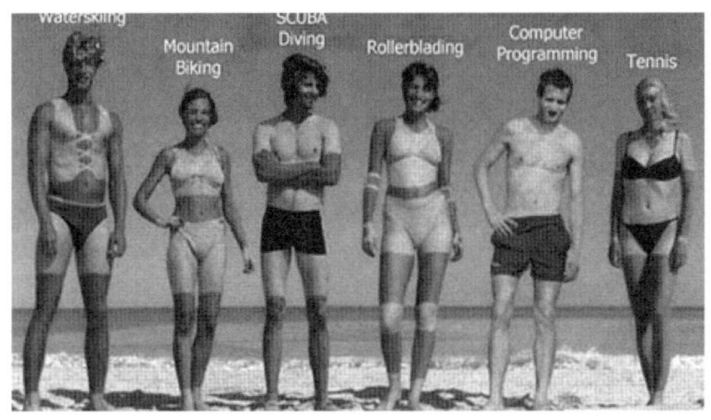

직업 특성과 고객 응대에 많이 활용되는 사진의 예

우리는 서로 다른 이상형이 있다. 모든 환자가 나의 이상형에 가깝기를 바랄 수는 없다. 그렇기 때문에 우리에게는 동료가 있지 않나, 정말 감당이 힘든 환자는 서로 감싸주고 도와가며, 모든 환자를 사랑으로 내 편을 만들 수 있을 때까지 지치지 않도록 하자.

Over the Clinic

Something like

커트만 주로 하다가 파마를 시작한지는 몇 년 전부터다. 파마를 하려고 2시간 이상을 화학약품 냄새를 맡으며 앉아 있는 것은 쉬운 일이 아니다.

그런데 나를 제외한 사람들은 머리가 길면 더 오랜 시간을 보내야 하는데 불평을 하거나 지루해하는 기색 없이 그 시간을 충분하게 즐기고 있는 것 같았다.

모든 과정이 끝나고 지불하는 비용도 만만치 않다. 나는 머리숱도 적고 짧으니 6~7만 원이지만, 긴 머리 여성이 영양에 코팅에 염색 등을 추가하였을 경우 비용은 쉽게 10만 원은 넘어버린다.

뽀글이 아줌마 파마가 아닌 다음에야 최소한 일 년에 2번 이상은 자발적으로 미용실에 들러 머리 손질을 한다.

일 년에 2번 최소한 일 년에 1번이라도 제발 치과에 나와 스켈링을 받으시라고 문자하고 전화하고 갖은 아양을 떨어도 아프기 전에는 보기 어려운, 병원 환자들이랑은 달라도 너무 다른 미용실 손님들이 예뻐 보이고 미용실 원장님이 부러웠다.

왜 병원에는 그렇게도 오기 싫은 것일까?

어떻게 하면 오고 싶은 곳이 될까? 를 더 깊이 고민하게 됐다.

병원의 본질이 훼손되지 않고 환자가 더 즐겁고 빨리 치유될 수 있는 방법들을 최대한 고려해 병원 프로세서를 설계하면 어떨까?

콜라보네이션은 협력을 통해 업계나 제품이 가진 한계를 뛰어넘어 새로움을 만드는 것을 말한다.

그런 노력 중에서 환자를 위해 새로움을 찾고 실행하는 과정에 또 다른 병원 일의 즐거움을 찾을 수 있기를 기대해 본다. 이러한 일련의 과정의 긍정적인 결과가 충성환자 곧 수익창출이 된다.

과거에 치과 종사자는 진료기술자의 역할이 강했다면, 이제는 진료 서비스 생산자이자 판매자가 되었다. 다른 진료과목의 병의원 종사자들도 마찬가지이다. 환자에게도 이제는 병만 낫거나 원하는 결과만이 비교 대상이 아니라 결과에 이르는 과정이 병원을 선택하는 중요한 요소가 되어가고 있다.

의료인은 감정노동자

이번 책을 구상하며 자료 준비를 하던 중 우연히 치과 위생사는 감정노동자라는 이야기를 읽고 격한 공감을 했다. 감정 노동자란 다른 사람의 감정을 위해 자신의 감정을 규제 및 조절해야 하는 직종에 근무하는 직업군으로 정의되며, 과도한 감정 노동은 약자에게 공격성을 드러내는 현상을 일으키며, 구체적인 증상으로는 자기 존중심이 사라지며,

자꾸 자기를 비하하게 되고, 화병이 생기고 의욕상실로 인한 심신의 피로와 소화불량, 불면증, 과민성 대장증후군 등의 합병증을 보일 수 있다고 한다.

이런 직업병을 스스로 대처하는 일도 스스로를 단련하는 일이다.

필자의 경우 가끔 직업적 한계와 육체적 정신적 피로가 몰려올 땐 '~인척 놀이'를 한다. 이 방법은 원래 명작 『소공녀』의 주인공 세라가 사용하던 방법인데, 다락방에 혼자 있을 때마다 무서움과 외로움을 없애기 위해서 여기는 좋은 성이며 아빠가 건강한 모습으로 나를 곧 이곳에서 데리고 나가기 위해서 올 것이라고 상상하는 것이다.

지금은 게임 중이라고 생각하거나, 이 순간은 곧 지나갈 거고 지금 이 환자는 나를 시험해 보기 위해 내부에서 파견한 감찰직원일 거라고 상상한 적도 있다.

운동, 취미, 쇼핑, 음주, 가무, 연애 등 내일 더 새로운 마음으로 일할 수 있도록 직접 처방한 처방전으로 스스로의 한계를 넘어서 지금 나의 모습이 아니 다른 무언가를 만들어가길 바란다.

환자를 사랑하라

병원답게 성공하는 법
사랑받는 병원

技(기) : 진료기술이 요구되는 포지션으로 주로 저년차의 직원이 해당되며 병원직원이 가져야 할 기본 직무지식과 기술의 숙련도를 지닌 직원.

通(통) : 진료기술을 갖춘 후 진료 서비스를 얼마나 효율적으로 분배하고 진료실과 환자간. 환자와 경영자간의 의사소통을 효과적으로 이끄는 직원.

創(창) : 기와 통의 경험을 살려 병원 경영에 안정화를 도모할 전략을 세우고 아이디어를 도출하는 직무능력을 말한다.

02
PART

프로세서 관리

나를 병들게 한 그녀

리더는 시키는 것이 아니라 하게 만드는 사람이라는 신념으로 일했다. 그녀를 만나기 전까지는 직원에 따라 시간차가 있어서 그렇지, 알아서 일하고 여유시간에는 충분하게 쉬고 잘 놀 줄 아는 병원분위기를 조성하는데 큰 어려움이 없었다.

백화점이나 호텔, 맥도날드 등에서 사용하는 매뉴얼로는 병원에서 벌어지는 모든 사항을 포괄할 수 없을 뿐더러 결정적인 순간에는 그 매뉴얼이 직원이나 병원의 발목을 잡을 수 있다는 것을 경험으로 익히 체험할 수 있었기 때문에 규칙은 최소한으로 제한했다. 또 규모가 작은 병원에서는 스텝의 역량과는 크게 구애받지 않고 스스로 업무를 포괄할 수 있는 자신도 있었다.

특히 비교적 규모가 작은 병의원에서 직원들에게 환자를 사랑할 시간과 최고의 환경을 조성해 주기 위해서는 최소한의 규율과 통제만이 필요하다. 규격화되어 있지 않은 환자들의 필요와 욕구를 파악하고 직원들이 스스로 문제를 해결할 수 있도록 하기 위해서는 냉철한 판단과 유연한 사고가 밑바탕이 될 수 있도록 돕고, 그렇게 발전하는 직원들을 보는 것을 일의 즐거움으로 느끼던 어느 날 나의 신념에 크게 한 방을 먹인 직원을 만나게 된다.

그 두 친구와 6개월을 보내며, 아~ 그동안 선배들이 왜 악해져야 하고 규칙과 질서를 외쳤는지 공감할 수 있었다.

중간마다 타일러도 보고 협박도 하고 회식으로 회유도 해 보았지만, 그녀와 그녀의 친구는 변하지 않았다.

원장님도 규칙보다는 정으로 서로 맞춰가기를 원했지만, 대화로는 도저히 감당하기 힘든 그 친구들 덕에 매뉴얼을 만들기 시작했다. 병원의 전반적인 운영 규칙과 환자관리와 서비스 매뉴얼은 내가 맡아 제작하고 진료실 매뉴얼은 진료실을 전담하고 있는 두 친구에게 직접 만들어 보라고 기한을 주었지만, 그 기한을 어기는 건 당연하고, 억지로 해온 매뉴얼은 성의라고는 찾아볼 수 없었다. 지각하는 습관을 교정하기 위해 출근부를 만들고 각자의 핵심업무 파악을 주도적으로 할 수 있도록 하기 위해 업무 명세서를 직접 작성해 보라고 했지만, 단 한 번도 스스로 잃은 점수를 만회하기 위해 노력하고 있다는 느낌을 받을 수 없었으며, 내가 제시한 여러 대안들을 오히려 본인들을 괴롭히기 위한 나의 꼼수라고 역공을 했다.

M양의 은밀한 사생활

갑자기 경력직 직원이 퇴사하게 되면서 진료실을 남아 있는 직원에게만 맡기기에는 불안한 상황이라 경력직 직원을 급하게 채용하게 되었다. 4년 차라는 말만 믿고 기존 진료실 일은 진료실 직원과 손발을 맞추고 경력이 4년이지만 나이로는 연장자여서 먼저 일해 온 직원들 앞에서도 조심스럽게 대우를 해주었지만, 첫인상이 마음에 들지 않았다.

진료시작 9:30분인데 20분이 지나도 나타나지 않았다. 종종 출근을 약속하고 연락도 없이 안 나오는 친구들이 있었기에 이 친구도 그런 친구인가보다 하고 포기하려는 찰나 정확하게 30분에 출근해서는 이렇다 할 말도 없이 일을 시작했다.

3일 후부터는 거의 매일 지각하고 일주일 후부터는 병원 앞 화장실에서 담배를 피우고 진료실에 들어오기 시작했다. 먼저 있던 직원들도 자꾸 말을 안 듣고 독단적으로 행동하고 다른 사람 험담하고 '여기는 그냥 편해서, 다닌다.'고 하며 틈만 나면 눕거나 앉는 직원. 몇 번을 조용하게 타일렀다. 먼저 있던 직원들은 퇴사하기로 한 상태여서 잘 배워두고 잘하지는 못해도 열심히 하는 모습 보여주라고

진료업무는 경력에 비해 당연하게 늦었고, 상담과 실장업무에 욕심을 부리고 아르바이트 학생을 불러다 가르치기 시작했다.

기계와 집기를 고장 내거나 환자와 관련된 물품을 잃어버리는 일, 진료준비도 제대로 되어있지 않고 지각과 흡연은 계속 됐다.

6개월 정도를 우여곡절을 겪으며 그 직원과 그 직원이 소개한 아르바이트로 온 직원과 일을 했다.

사랑과 전쟁을 능가하는 막장 스토리로 퇴사하게 됐지만……

통제 불가능한 직원의 종합선물세트를 알게 되어 나는 좀 더 대범해졌다.

그 직원과의 6개월간의 신경전은 관리자로서는 실패한 경험이지만, 여러 가지를 느끼고 연구할 수 있는 악몽 같은 시간이었다.

첫째 하는 걸 본 것과 할 줄 아는 것과 잘하는 것은 다르다.

둘째 조직이 작아도 엄격한 내부규율은 필요하다.

셋째 평가와 결론은 냉정하게 이루어져야 한다.

물론 그 밖에도 특정 성씨와 지역에 대한 편견과 직원의 나이와 교육 흡수율에 대한 상관관계 등 없던 선입견까지 생겨 안타까웠지만, 잘 짜여진 프로세서와 이를 뒷받침 해 줄 괜찮은 직원들과 일할 수 있는 기회가 얼마나 감사한 일인지를 느낄 수 있는 소중한 경험이었다.

할 줄 아는 것과 잘하는 것

보편적으로 모집공고를 보고 입사지원을 하는 경우 이력서와 자기소개로 지원자의 자격을 심사하게 된다. 이력서에 나온 경력과 사진을 그대로 믿고 직원을 뽑았다가 낭패를 보는 경우가 있다.

그럼에도 불구하고 진료와 사무 채용 등 여러 업무를 병행하는 일정 중에 진행되는 인터뷰과정은 정확한 판단을 내리기에는 역부족이며, 또 부족한 현장 인력을 빠르게 충원해야 하는 현실적인 이유로 빠르게 채용이 이루어지게 된다. 할 줄 안다는 구직자의 대답만을 믿고 뽑았는데 정말 말 그대로 할 줄 아는 수준인 경우 병원 측이 생각한, 할 줄 아는 정도의 기대치와 구직자가 생각한, 할 줄 아는 정도의 경계선이 달라서 구인 초기 실패의 원인이 된다.

M양의 경우 4년 동안 이력서에는 3곳의 치과를 다녔다고 되어 있고 30대 초반이었기 때문에 복잡하지 않은 진료프로세서는 무난하게 커버해 줄 것이라 믿었지만, 시간이 갈수록 고개를 갸우뚱하게 만들었다. 초반에는 '처음이라 지켜보고 있는 거겠지.' 중간에는 '아직 낯설어서 긴장해서 그렇겠지.' 나중에는 '이제 적응할 때도 됐는데'라고 40일 정도가

지났지만 나아지기보다 진료실 상태는 점점 악화되어 결국 직접 나설 수밖에 없었다.

이력서나 면접설문지는 주관적인 견해를 표시하는 것이기 때문에 대부분 해본 업무는 주관적으로 생각해 중간으로 체크하게 된다. 구직자가 표기한 내용을 면접 담당자 또한 주관으로 판단하기 때문에 경력이 많은 담당자는 실제보다 더 잘할 거라는 기대로 채용이 결정된다.

초기 구인실패에 대한 원인을 면접자와 구직자가 서로에게 잘잘못을 돌리며 마무리되는 경우가 대부분인데, 부정적인 경험은 서로에게 좋지 못한 선입견으로 남는 경우가 많다. 특히 개원 경험이 짧은 경영자나 구직 경험이 적은 젊은 구직자에게는 트라우마로 남아 이후 구직과 구인에 소극적이 되는 경우도 있다.

이는 병원에 시간과 경제적 손해를 끼치며, 무엇보다 환자각성과 프로세서 단절이라는 큰 손실을 안겨준다.

그렇다면 이런 시행착오를 최소화할 수 있는 방법은 무엇을 있을까? 직원 선발부터 까다롭게 이루어져야 교육훈련과정이 원활하게 이루어질 수 있다.

그럼에도 불구하고 좀 더 개인적인 이유로 채용이 결정되기도 한다. 경력이 오래된 면접자의 경우 개인적인 경험으로 구직자의 인상이나 태도에 가산점을 주고 이력 내용은 참고자료로 활용하거나, 원장의 성향에 따라 외향적인 성향을 선호하거나, 어리고 예쁜 경우는 당연하게 큰 장점으로 작용하고, 때로는 주량을 채용 여부의 중요한 항목으로 여기는 병원도 있다.

좋은 재료가 맛있는 음식이 된다.

총각네 야채가게 이영석 사장의 성공스토리를 보면 창업 초기 맛있는 과일을 고르기 위해 새벽 가락동 농수산물 시장을 과도를 들고 다니며 자신이 구입할 과일을 일일이 먹어보고 결정을 했다. 초기에는 배탈이 나 하루에도 화장실을 몇 번씩 왔다 갔다 하면서도 좋은 과일 하나하나가 가게의 이미지가 되기 때문에 그 고생을 멈출 수가 없었다고 한다.

잘 뽑은 직원 한 명이 병원의 이미지를 결정한다.

한번은 집에서 칼국수를 끓이려고 바지락을 넣고 칼국수, 마늘, 파 등 갖은 양념을 넣고 팔팔 끓였는데 냄비에서 검은 거품이 올라오기 시작했다. 검은 거품은 해감 되지 않은 바지락이 범인이었다. 바지락 하나로 칼국수는 먹을 수 없게 되었다.

계속되는 구인난에 직원을 선별해서 뽑는다. 신세 편한 이야기라고 할 수 있지만, 지치지 않도록 만반의 준비를 해야 한다.

이제 겨우 환자에게 양질의 진료 외에도 다양한 의료서비스를 개발해 제공해야 하는 것을 알기 시작했는데 직원까지 신경 써야 한다니 병원 일은 끝이 없다.

그러나 병원에서 직원을 채용하는 것이 무엇보다 중요한 이유는 앞에서 설명한 것처럼 병원에서 직원은 진료서비스를 생산하는 당사자이며, 서비스업에서 직원은 제품 그 자체이기 때문이다.

어떤 요리를 만들지 설계하는 것은 요리사의 몫이지만 각자의 재료가 제대로 섞여야만 요리사가 원하는 맛을 낼 수 있다. 깐깐한 선택이 시행 착오를 줄여준다.

1장에서 우리는 환자의 건강까지 챙기는 건강한 병원이 되기를 선택했다. 선택이 현실이 될 수 있기를 바란다.

프로세서 관리

프로세서 먼저

우리는 연구과정 중 막대한 시설 투자와 광고를 하는 병원들이 고전하는 현상을 목격했다.

그 원인은 병원에 따라 다소 차이가 있겠지만, 투자에 따른 이자 부담과 고가 진료의 가격경쟁은 심화된 반면 경기불황으로 인해 고가 진료의 수요가 감소하면서 전체 매출의 하락하고, 가격경쟁의 과열은 수익률을 떨어트리는 주원인으로 작용하기 때문일 것이다.

이와 같은 현상의 기저에는 근본적인 문제를 안고 있음을 발견했다. 초기 자본 회수와 진료 가동률을 유지하기 위한 광고 경쟁 또한 가열되면서 광고비 지출이 늘어나는 건 당연하지만, 광고 내용까지 경쟁이 심화되면서 환자의 기대심리가 높아지고 광고 내용과 진료경험에 간격이 환자 각성을 일으킨다는 원인을 발견하게 되었다.

일반적인 환자 유입경로를 살펴보면

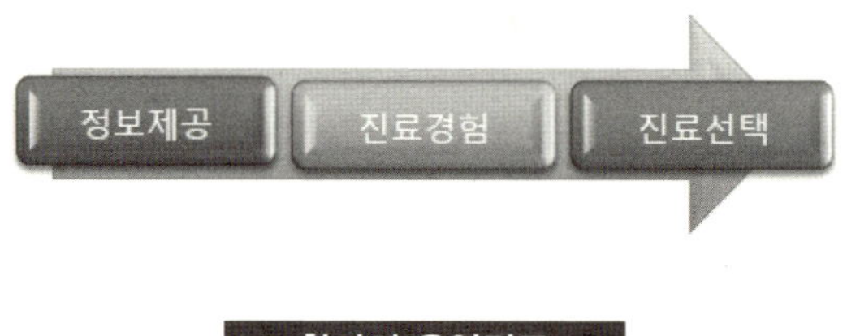

환자의 유입경로

위와 같은 경로를 거치게 된다. 주요 정보제공의 채널인 광고나 간판홍보나 주변 사람의 평판 등을 고려해 병원을 선택하게 되고 진료를 경험한 후 진료를 계속할지 여부를 선택하는 과정을 거치게 된다.

활발한 마케팅 활동은 비용이 증가하는 것 이외에는 크게 문제가 없지만, 마케팅 활동에 에너지를 할애할수록 프로세서 구축에 대한 에너지 흐름은 축소되거나 미약해 질 수밖에 없다.

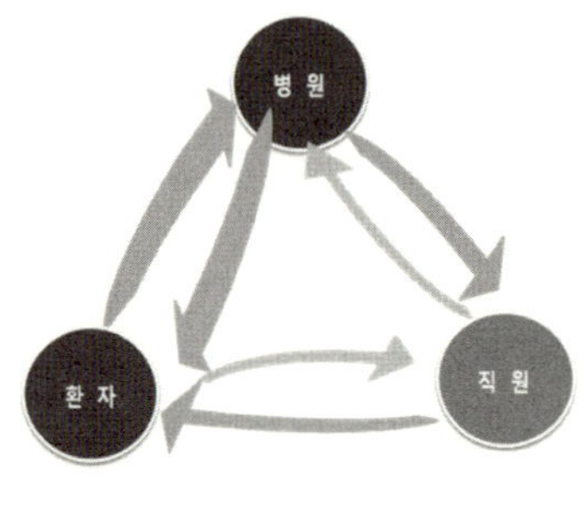

에너지 흐름이 바뀐 상태

시설 투자와 광고로 환자가 유입하는데 효과적이지만, 상대적으로 적어진 인적자원 프로세서에 대한 투자로 진료 서비스의 질을 유지하기는 힘들어진다. 늘어난 환자를 감당하고 높아진 환자의 기대를 충족시켜 주기 위해서는 추가 구인이나 보상체계의 정비가 필요해지게 되는데, 이에 따른 마케팅 전략과 인적자원활용 전략의 균형이 깨지면서 환자각성을 초래하는 과정이 또 하나의 원인임을 알 수 있다.

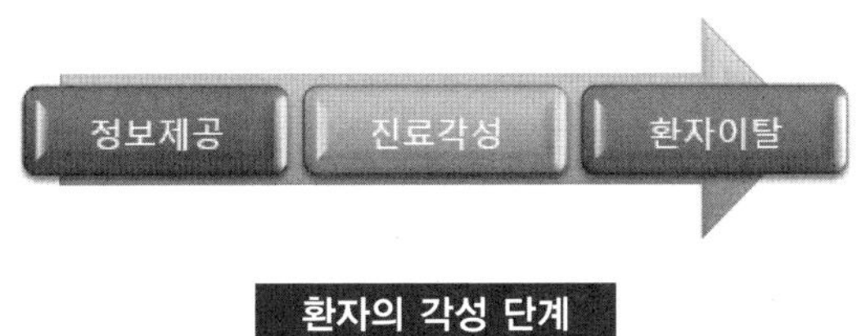

광고에서 이야기한 내용과 다른 서비스를 받거나, 광고로 느꼈던 병원에 대한 기대가 깨지면서 환자는 인지 부조화를 경험하게 되고 애초에 병원이 제공한 정보에 대해 실망을 느끼게 되고 병원을 이탈해 새로운 병원을 찾게 된다.

인터넷 헤드라인에 끌려 기사를 클릭했다가 황당한 기사내용을 접해본 경험이 한 번쯤은 다 있을 것이다.

'배우 00이 인수한 카페 일주일 만에 영업중단….' 내부공사 중.

일명 낚시용 기사를 읽고 기운 빠진 기억이 있다.

병원이 의도하지 않았더라도 환자는 만족한 진료를 경험하지 못하면 병원을 이탈하게 된다. 그런 경우 환자에서 병원으로 흐르는 에너지의 흐름이 미약해 지고 매출 수준을 유지하거나 향상시키기 위해 마케팅에 대한 투자를 늘리는 전략만을 사용한다면 상황을 더 악화 될 것으로 예상한다.

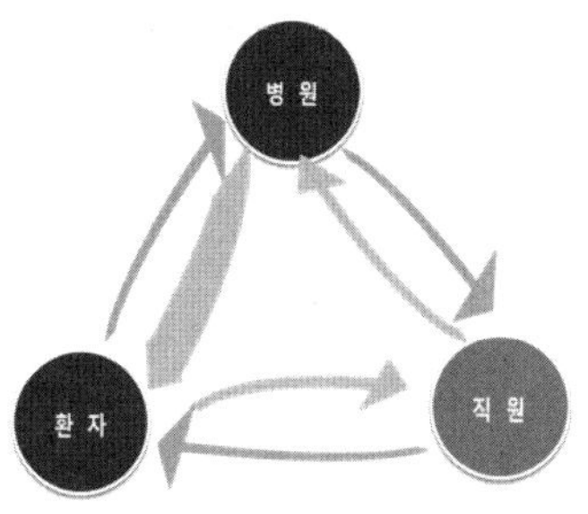

프로세서 단절 모델

늦게 진료프로세서 구축에 중요성을 인식했을 땐 직원의 이탈을 막기에는 늦은 경우가 있다. 직원 이탈 자체가 문제가 되기보다는 프로세서 단절이라는 이중고를 겪게 된다.

> 확장 개원으로 가격할인 이벤트와 블로그 홍보를 적극적으로 전개한 병원 수요를 예측하지 못하고, 한정된 직원으로 수요를 감당하기에는 역부족이었다. 과중한 업무 부담으로 직원 이탈이 빈번하게 일어나 확장 후 1~2달 사이에 기존에 직원이 모두 물갈이 된 상황 구인은 계속적으로 이루어졌지만, 확장 전 환자들의 불만접수 건수가 늘어나기 시작했다. 기존 환자에 대한 정보전달이 제대로 이루어지지 않은 상황에서 불만해결은 늦어지고, 새로운 환자는 계속 유입되면서 업무부담이 가중되고 새로운 환자들의 불만 사항도 접수되기 시작함.

위 병원의 경우 새로운 직원은 이벤트 내용조차도 제대로 전달받지 못해 환자들의 혼란은 더 심해졌다.

마케팅이란 조직의 목적달성을 위한
전사적인 노력이다.

막대한 제작 스케일과 유명 배우의 출연을 내세운 헐리웃 블록버스터 영화의 예고편을 보며 개봉을 기다린 경험이 있다. 개봉하는 날에 맞춰 영화 관람을 했다가 실망한 경험도 있다.

반면 저예산 영화로 유명배우도 출연하지 않고 막대한 비용 부담으로 변변하게 홍보도 없었지만, 스토리가 탄탄해 꾸준하게 관객 몰이에 성공하는 영화도 있다.

'아바타, 타이타닉, 괴물, 해운대'처럼 블록버스터급 투자와 블록버스터급 흥행을 만들어내는 좋은 예지만, '집으로, 워낭소리, 언터쳐블'처럼 저예산으로 상대적인 대박 흥행을 일궈내는 두 번째로 좋은 예다.

어떤 형태의 제작과정을 선택할지는 감독과 제작자의 몫이지만, 수익은 조직의 영속을 위해 꼭 필요한 요소이다.

각각의 영화마다 흥행요소에 차이가 있겠지만, 공통점은 관객이 공감하는 스토리 라인과 탄탄한 구성을 들 수 있다.

탄탄한 프로세서가 준비되어야만, 광고 효과를 극대화시킬뿐 아니라 지속적으로 유지할 수 있는 비결이다.

인적자원관리 프로세서

프로세서는 병원과 관련된 모든 일련의 활동을 설계하고 실행하는 활동을 통칭하지만, 인적자원관리를 특별하게 프로세서로 지칭하는 이유가 있다.

전체적으로 설계된 프로세서를 진료현장에서 구현할 직접적인 프로세서 요소가 직원이기 때문이다.

프로세서는 설계하는 것보다 실천하고, 실천에 따른 결과를 얻기위한 일련의 과정이다. 때로는 프로세서 설계과정에서부터 직원을 참여시키고 설계내용을 공유하고 지속적인 교육 훈련과정을 거쳐 병원의 고유문화로 안착시키기 위한 프로세서 관리의 핵심요소가 사람이기 때문이다.

이장에서 프로세서는 인적자원관리 프로세서를 말한다.

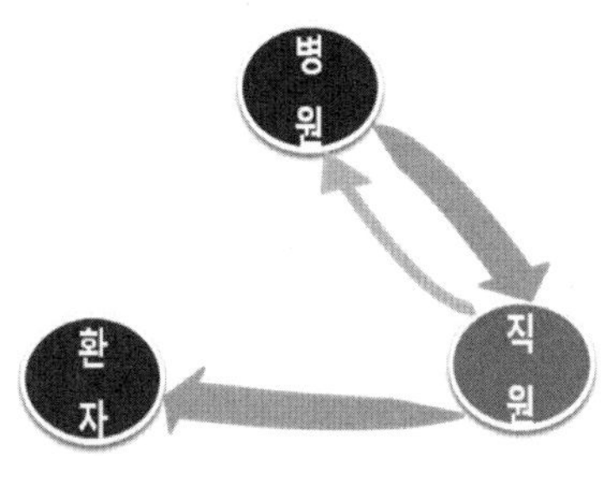

인적자원관리 프로세서 개발의 목적

인적자원을 관리해야 하는 이유는 직원이 자꾸 그만두고 사람 구하기가 힘들어 직원들의 비위를 맞춰 가며 병원에 남아 있게 하려는 것이 아니다.

사람이 곧 프로세서

서비스 관련 교재를 보면 서비스업과 제조업을 비교해 차이점을 설명한 표가 있다.

그 내용 중 우리가 꼭 기억해야 할 한가지는 '서비스는 재고가 불가능하다'이다.

공산품의 경우 수요가 줄면 재고를 창고에 보관했다가 수요가 늘면 창고를 개방해 공급을 조절할 수 있다. 반대로 수요가 늘면 작업 시간을 조절하거나 인력 공급을 통해 생산량을 늘려 판매를 촉진할 수 있다.

그러나 서비스의 경우 수요를 정확하게 예측하기도 어려울뿐더러, 갑자기 수요가 늘어난다고 해도 수용할 수는 수요의 한계가 있다.

라식수술로 시력을 회복하려는 환자가 몰려도 수요를 분산해야만 한다. 분산된 환자가 받은 접수, 진료, 진단, 상담, 예약 과정을 거치며 받은 병원에 대한 인상에 따라 변심할 수 있기 때문에 의료서비스 소비로 이어질 것이라고 장담할 수도 없다.

반대로 수요가 줄어 공급과잉 상태가 되어 있다고 해도 보관해 두었다. 환자가 원할 때 제공될 수 없기 때문에 인력이나 기자재의 과잉 공급은 경제적 손실을 일으키지만 수요 예측이 어려워 갑작스런 인원감축을 단행할 수 없다.

특히 의료의 경우 고가의 장비와 기구, 숙련된 의료진이 진료서비스 발생과 함께 필요하기 때문에 재고를 생각할 수 없다.

즉 환자와의 대면 자체가 상품의 발생이고 환자와 대면한 의료진이나 직원이 상품의 생산자가 되는 것이다.

우리 병원의 직원 ⇒ 환자 서비스 상품은 몇 등급입니까?

환자가 느끼는 우리 병원의 서비스 상품의 가치는 얼마일까?

환자가 체감하는 의료서비스의 질을 향상시켜 사랑받는 병원으로 만들어 가는 과정을 함께하고 책임질 프로세서 관리는 어떤 마케팅 요소보다 중요하며, 프로세서를 실행할 사람이 곧 프로세서 그 자체이자 병원의 경쟁력이다.

> 꾸준하게 매출을 유지해 오던 병원은 진료 프로세서 쇄신을 통해 조직활성화를 목적으로 컨설팅을 의뢰했다.
>
> 컨설팅은 사전조사와 설계 실행의 과정으로 진행되며, 컨설턴트는 주 2회 방문하며, 개인지도와 과제는 서면으로 이루어진다. 2개월 동안 적지 않은 비용을 투자했지만, 경영자와 직원 모두 변화를 체감하지 못하고 컨설팅은 종료되었다.
>
> 업체는 조직의 경직성과 소규모 투자를 이유로 들었고, 병원 측은 컨설팅 내용의 현실감 부족과 직원과의 소통과정을 생략한 일반적 컨설팅 과정을 이유로 말했다.

컨설팅 평가 과정에서 주로 나오는 입장에 따른 상반된 주장들이다.

요즘 '소통, 합의'라는 단어가 사회적 화두이다. 국민적 합의에 실패한 …. 과 같은 기사를 많이 볼 수 있다.

적지 않은 투자를 해 경영컨설팅을 받아 병원 경영의 정상화를 꾀하지만 얼마 지나지 않아 프로세서 단절과 프로세서 요요를 경험하게 되는 현상은 소통과 합의에 이르기에는 기간이 너무 짧기 때문이지 컨설팅 자체에 문제가 아니다.

그만큼 프로세서를 구축해, 한 병원의 문화로 일궈가는 것은 소통과 합의를 통한 과정의 산물이다.

따라서 빠르게 무엇인가 변화를 만들어 내고 싶은 조급함을 내려놓고 스스로 변화하려는 의지만 확고하다면 불필요한 지출을 하지 않고도 충분하게 만들어갈 수 있다.

다만, 방향을 잘 잡고 제대로 하고 있는지에 대한 평가는 객관적으로 받아 보는 것이 좋을 것 같다.

이는 곧 혼자서 열심히 공부를 해 온 사람도 경시대회에 참가하거나 시험을 통해 본인을 객관적으로 평가해 볼 기회를 가지고 결과에 따라 방법이나 과정을 수정하기 위한 자기점검의 시간을 갖는 것이다.

필자는 한동안 배드민턴에 몰입했었다. 눈이오나 비가오나 배드민턴 클럽에서 레슨을 받고 게임을 하러 출근하고 심지어는 레슨 중 발목을 접지른 다음날까지 연습을 간 보람으로 소속 클럽 내 여자회원 중 유망주로 떠올랐다. 의기양양하게 고양시 배드민턴대회에 나가 3:21로 패했다. 그 다음부터는 눈이오나 비가오나 아픈 날은 물론이고 공휴일에도 클럽에 출근했다.

인적자원관리 프로세서 자가 관리 과정은 본문에서 이야기 하려고 한다.

괜찮은 직원을 만나는 것은 '복불복'이 아니다. 구인도 구애처럼 열심히 하고 때로 헤어지더라도 아름답게 헤어지는 방법도 알아야 한다.

그 문화를 만드는 데는 병원브랜드 구축만큼이나 오랜 시간이 걸리지만, 잘못된 만남으로 인한 문화 파괴는 그 1/10의 시간이면 충분하다.

괜찮은 직원을 만나는 것은 힘든 일이고 처음엔 괜찮은 듯하다가 실제로 일을 진행하다 보면 이상한 점을 발견하게 되는 경우도 있고, 처음엔 그저 그런 인상을 받았지만 지낼수록 새록새록 장점을 느끼는 직원도 있다. 다만, 괜찮은 직원을 뽑기 위한 어느 정도의 리액션을 바랬던 것 같은데, 뽑다 보면 좋은 애든 나쁜 애든 걸리겠지 하는 심정으로 구인을 하다 보면 눈에 보이지 않는 매몰 비용들이 발생한다.

일단 구인광고를 내야 하는 비용과 진료시간 비워가며 인터뷰 일정을 소화해야 하고, 직원이 근무를 시작하게 되면 이름표 유니폼 등 일률적으로 지출해야 하는 부분이 생기고, 무엇보다 환자의 불안감을 조성한다.

전임자가 얼마나 자주 바뀌었는지 모르지만 입사 후 1년까지도 환자에게 '또 바뀌었네.'를 들어야만 했다. 직원이 바뀌어서 올 환자와 안 올 환자를 나눠 정확하게 측정할 수는 없지만, 마이너스 요인이 된다.

이는 또한 직원이 잘 보관한 기구나 재료를 찾기 위해 병원을 수색하는 일이 생기는 소모적인 일은 직원의 노동력을 낭비하게 된다. 또 일년에 한두 번씩 생길 수 있는 발생하는(EX) 냉난방기 작동, 연말정산 업무 등 병원업무에 대한 인수인계가 원활치 못해 발생하는 낭비와 프로세서 단절로 인한 환자불만의 증가, 경영자의 스트레스 가중 이로 인한 진료업무 차질 등 우리 몸에 발생하는 만성질환과 같이 병원에 고질적인 문제를 야기시킨다.

건강한 병원의 시작은 명품 직원을 뽑고 어떻게 사용해야 하는 것에
서부터 시작이다.

프로세서 구축

프로세서 관리의 과정

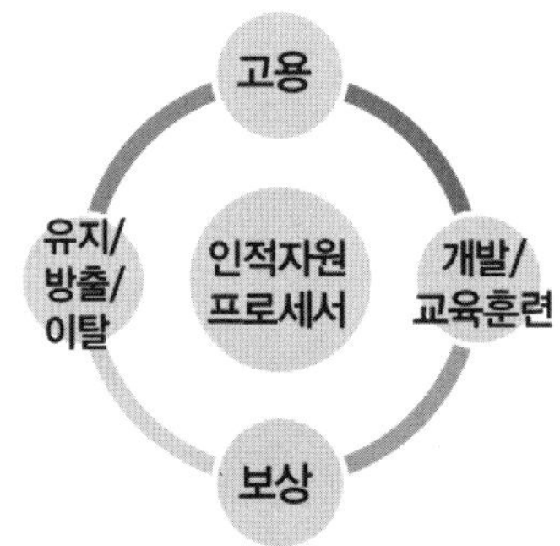

일반적으로 인력관리는 위의 순서를 거친다. 대기업의 경우 업무 투입 전에 연수기간을 거치는 것이 대부분이지만, 중소병원의 임상현장 사정상 일단 업무에 투입되는 경우가 대부분이다. 특히 규모가 작을수록 유휴인력 없이 대체인력으로 채용하기 때문에 선 진료 후 교육의 순서로 업무를 시작해야 하는 경우가 거의 대부분이다.

그때부터 경영자와 근로자 서로 주관적인 평가에 들어가게 되는데 충분한 이해와 동의 없이 진행되다 보니 각자의 입장을 헤아리기보다는 당사자 위주의 평가가 되는 경우가 많다.

병원마다 가지고 있는 인사관리 규칙이 있겠지만, 사랑받는 병원의 인사관리 원리는 **고 효용 인력을 양성하는 것과 이를 바탕으로 한 경영안정과 고용안정**이다.

고용

채용을 하기 전에 먼저 모집과정을 거치게 된다. 모집은 대부분 광고를 통해서 이루어진다. 모집 광고는 단순히 우리 병원에 사람이 필요함을 알리는 광고판이 아니라 구직자와 구인하는 사람 사이의 일차적인 커뮤니티 수단이다. 그렇기 때문에 **조직이 원하는 인재상을 꼼꼼하게 밝혀 고용그물을 촘촘하게 짜기**를 바란다.

이상형을 묻는 질문에 치마만 두르면 다 괜찮다고 말하는 남자는 매력이 없다. (그것이 사실인 경우도 없다.) 자신이 원하는 이상형을 구체적으로 말하고 이상형을 맞이할 준비가 되어 있는 남자에게 더 호감이 간다.

현재 우리 병원에 직원이 필요한 직무파트는 어느 부분이며, 기존 직원의 구성과 조직도를 살펴보고 병원에 꼭 필요한 인재를 선발하는 것이 관리의 시작이다.

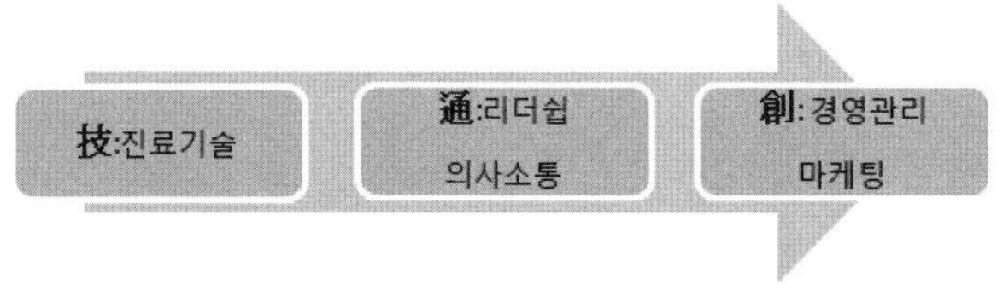

技(기)는 진료기술이 요구되는 포지션으로 주로 저년차의 직원이 해당되면 병원직원이 가져야 할 기본 직무지식과 기술의 숙련도를 지닌 직원.

通(통)은 진료기술을 갖춘 후 진료 서비스를 얼마나 효율적으로 분배하고 진료실과 환자간, 환자와 경영자간의 의사소통을 효과적으로 이끄는 직원.

創(창)은 기와 통의 경험을 살려 병원 경영에 안정화를 도모할 전략을 세우고 아이디어를 도출하는 직무능력을 말한다.

보통 일반적인 구인방법을 통해 구하고자 하는 인력의 업무 단계는 기와 통인 경우가 대부분이다.

모집 과정에서 또 하나 중요하게 요구되는 부분이 각 업무 단계별 연령을 고려한다. 과거에는 거의 대부분의 경우 업무 단계와 나이, 서열이 일치하는 경우가 많아 진료경력과 나이, 또 우리 병원 경력이 일치하는 경우 구인을 하는 일은 한결 수월하다. 그러나 최근에는 여러 다른 직업의 경력을 가진 사람들이 병원으로 유입되거나 학업, 결혼과 출산으로 인한 재취업 문제로 업무 발달 단계와 병원 내 경력서열이 일치하지 않는 경우가 많다. 이와 같은 경우의 대부분이 여성 인력라는 점은 의료스텝 간 분쟁의 원인으로 작용하기도 한다.

그밖에 자격요건에서의 면허나 자격에 대한 조건 등 체크하여 구직자가 병원의 인재상을 확실하게 알 수 있게 하고, 병원이 필요한 직원상에 대한 구체적인 지침을 마련하자.

구인광고의 예1

> 가족같은 분위기에서 함께 일하실 분을 모십니다.
>
> 진료시간
> 평일: 오전 9시 30분~ 오후 6시 30분 (점심시간: 1시~2시)
> 토 : 오전 9시 30분 ~ 2시(점심시간 없이)
>
> - 야간진료는 주 1회 목요일입니다
>
> - 이력서와 자기소개서 이메일로 보내주시고 문자주세요.
>
> 메일주소:
> 휴대폰번호:

구인광고의 예2

▶ 모집분야

- 상담실장 : 8년차 이상, (경력자 우대합니다.)
- 진료팀 : 2-7년차 (최고 대우 합니다.)

▶ 진료시간
- 오전 10시 - 오후 7시
- 야간진료 : 주2회

▶ 복리후생
- 주 5일제
- 매달 회식
- 분기별 연 4회 워크샵 및 MT
- 청소 아주머니 따로 계십니다.
- 기구소독 및 세탁 아주머니 따로 계십니다.
- 연차(근속시 연 1일 증가)
- 근속 연차에 따른 장기 근속자 우대 혜택
- 직원 및 가족 진료비 할인 제도
- 체계적인 교육 (구강외과, 보존과, 보철과, 교정과 모든 진료를 모두 배우실수 있습니다.)
- 내부 교육 시스템를 통한 자기계발, 성장, 승진 기회 부여

★ 저희 병원은 직원 복지를 중요시 합니다. 점진적으로 복지 향상을 위해 더욱 노력할것입니다!!!!!!

★ 진료시간 오버는 없습니다!!

▶ 교통편
- 2호선 디지철단지역에서 도보 3분 거리입니다
- 부천, 안양, 광명에서도 가깝습니다.

▶ 지원방법
- 1차 서류전형 : 이력서 이메일 접수 (사진 및 전화번호 반드시 첨부해 주세요)

- 2차 면접

▶ 문의

구인광고 1, 2는 광고만으로도 병원의 분위기를 짐작할 수 있다. 개인의 경험에 따라 각각의 병원을 선호하는 직원들이 다르다.

다만, 1의 경우 여러 가지 궁금증을 유발한다. 실제로 구인광고 1과 같이 광고를 내면 전화가 많이 온다. 나이는 상관이 없느냐, 업무 포지션은 어느 파트인지 야간진료는 몇 시까지 인지 등등 따로 전화로 응대를 해야 하는 상황도 병원입장에서는 업무가 늘어나는 경우이며, 특별한 제약이 없는 만큼 특별하게 가려 뽑지 않더라도 모집요강은 구체적으로 하는 것이 좋다.

구인광고 2의 경우 좀 더 구체적이긴 한데,

원하는 인재상을 물리적인 조건 외에도 정서적인 부분까지 제시해 광고만 보고도 구직자가 본인이 충분하게 응시해 볼만 한 곳인지를 알 수 있게 하는 것이 모집과정에서 발생하는 비용을 최소화하는 방법이다.

예를 들면 병원의 비전이나 철학을 이야기하거나, 원장님의 경영방침 종교적인 색깔을 분명하게 표현하는 것도 정서적인 모집 요강이 될 수 있다.

인터뷰; 구인광고를 통해 모집된 이력서를 선별하여 면접을 보게 된다. 이때는 대부분 구직자의 인상착의와 태도, 적극성 등을 판단할 수 있는데, 최근에는 좀 더 체계적인 면접을 위해 면접설문지를 활용하는 경우가 많아졌다.

면접설문지는 면접 과정 중 면접자가 알아야 할 내용이나 해야 할 질문내용을 계량적으로 표시한 표이다. 병원의 면접설문지는 주로 기술적인 측면(技(기))으로 주관적으로 체크 할 수 있도록 작성되었다. 00진료는 어느 정도 숙련되었는가? 상/중/하로 표시하는 형식이다.

면접설문지와 이력서 자기소개서는 주로 技(기)에 대해 검증하는 내용이 대부분 이어서 실제로 그렇게 진행된 면접을 통해 채용된 경우 조직 내 의사소통이나 위기대처 능력, 직무향상, 의지 등 通(통)과 創(창)의 업무 영역이 미흡한 경우가 많았다.

'가장 최근에 읽은 책의 제목은 무엇인지'(개인적인 경험이지만 직장동료들은 책을 정말 적게 읽는다.)

'힘들게 응대했던 환자의 기억은'

'현재 열심히 배우고 있는 것은 무엇인지'

삶과 생활에 대한 욕심과 진신에 대한 질문을 많이 한다. 몇 년 지나면 스텝들 실력 다 거기서 거기라는 말은 직무능력 중 技(기)에 초점을 맞춘 일반화된 논리이다.

실제 직원들과 대화를 나눠보면 각 과정을 자연스럽게 배우고 익혀가는 경우가 있는가 하면, 각 단계의 업무 연계성을 전혀 이해하지 못하는 경우도 있다.

핵심 업무에 대한 이해와 기대가 불분명할 경우 이직/방출의 이유가 되어 면접 시 추가사항으로 자기 소명서를 면접설문지와 함께 받았다.

직업 소명서

1. 나의 이름은 OOO입니다.

2. 나의 직업은 OOOO입니다.

3. 나의 직업은 OOOO을 하는 일입니다.

4. 나의 직업의 가장 큰 가치는 OOO입니다.

5. 나의 OOO은 나의 큰 장점입니다.

6. 내가 가장 잘할 수 있는 일은 OOO입니다.

7. 내가 가장 잘하고 싶은 일은 OOO입니다.

8. 나의 직업에 대한 목표는 OOO입니다.

9. 나는 목표를 위해 OOO을 할 것입니다.

10. 내가 OOO을 이루기 위해서 가장 필요한 것은 OOO입니다.

11. 나의 목표는 OO후에 이루어질 것입니다.

당신의 성실하고 진실된 답변에 감사드립니다.

직업 소명서를 사용한 후의 면접결과는 확연하게 달라졌다.

실제 면접 태도나 외모에서 풍기는 이미지가 좋은 경우라도 직업 소명서에 답변은 일반적인 수준에 미치지 못하는 경우가 있었다.

연차가 많은 구직자의 경우에도 작성 자체를 힘들어 하는 경우가 많았다. 소명의식 없이 습관적이고 기계적으로 직장 생활을 영위해 기술을 습득한 사람과 욕심과 자부심이 있는 직원을 구별하는 중요한 근거자료가 되었다.

신입직원의 경우 참신하고 엉뚱한 대답을 기대할 수 있다.

'나의 목표는 입사 후에 이루어질 것입니다.'

'나의 목표를 위해 앞으로 달려나갈 것입니다.'

'내가 가장 잘할 수 있는 일은 밝게 웃는 것입니다.'

등 그 밖에도 무슨 마음으로 공부하고 졸업을 했는지 그 과정에 의구심이 들게 하는 직원도 있었다.

진료과목에 구애 없이 직업에 대한 명확한 비전을 가진 직원을 알아볼 수 있는 좋은 툴이니 꼭 한번 사용해 보길 바란다.

채용; 까다로운 면접 과정을 통해 병원에 적합한 인재를 등용했다면, 수습기간을 거치고 정식계약을 하기까지는 검증의 기간이다.

이때 직원이 모든 감각을 동원해 조직의 핵심업무와 본인의 포지션을 능동적으로 알아차리기를 바라는 것은 지나친 기대이다.

병원이 바라는 일반적인 인재상은 비슷하지만, 병원의 철학과 경영자의 마인드에 따라 우선순위는 다르다.

예를 들어 결혼 배우자를 선택할 때 외모/성격/경제력/집안환경/직업/취미/종교 등 일반적으로 나열할 수 있는 조건이 있지만, 개인의 취향에 따라 그 우선순위가 다르다.

직원이 갖추어야 할 덕목 중 그 우선순위를 정하여 5가지의 핵심 평가 포인트를 직원에게 제시하여 조직에 빨리 적응하고, 스스로 업무습득의 우선순위를 정할 수 있도록 준비하자.

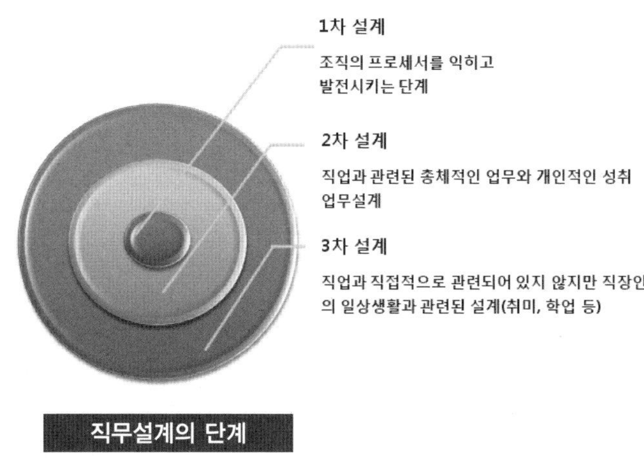

조직의 핵심업무를 개인의 1차 업무로 설계할 수 있도록 명확하게 병원의 의사를 표현하는 것이다. 예를 들어 성실성/진료기술향상/교육이수/의사소통/환자관리 등을 정한 후에 거기에서 가중치를 두는 것이다.

성실성(30%)

진료기술/향상(20%)

의사소통(20%)

환자관리(20%)

순위를 매기는 경우도 있지만 가중치를 두는 이유는 1위와 2위의 차이가 많은 경우 등의 오류가 발생하기 때문이다.

기구 소독과 정리정돈을 1위로 평가하는 원장님의 경우 그 중요성은 70% 이상이다. 이런 경우 직원들은 다른 모든 무엇보다 소독과 정리정돈을 우선순위에 두어야 한다는 것이다.

핵심업무에 오류가 생기는 또 하나의 경우는 심리학적 요인으로 실제로 환자와 매출을 가장 우선으로 생각하더라도 그 내용을 1순위로 말하는 경우가 없다는 것이다.

즉 조직이 원하는 직원과 직원이 생각하는 조직의 기대치가 일치한다고 해도 가중치가 다르면 이 또한 서로에게 불만족이 쌓이는 원인이 된다.

성실성과 진실성을 중점으로 일을 해오던 A양 무슨 일을 하든 정말 열심히 병원을 위해 진심으로 일했지만, 원장님과는 좀처럼 친해지기 힘들었다. 사실 원장님은 비교적 젊은 편이라 전통적인 진료 사고보다는 창의적이고 활기찬 조직 분위기를 원하고 있어, 매사 진중하고 차분한 A양이 불편하다.

⇒ 이 경우 어느 누구도 잘못하지 않았다. 각자가 중요하게 생각하는 방식으로 최선을 다했지만 결국은 충분하지 못한 정보전달과 불편한 대화 속에 A양의 퇴사로 일단락됐다.

사실 A양은 업무진행 속도나 결과 등 종합적으로 보아서는 평균이상의 괜찮은 직원이었지만, 자의든 타의든 A양에게는 상처로 기억되는 직장 생활이었다.

우리나라 문화는 본인의 감정을 숨기는 것이 미덕이라고 생각하도록 교육을 받아 왔다. 그래서 자신이 원하는 것을 정확하게 알기도 어렵고 내가 지금 화가 나는 이유가 무엇인지도 모른 체 피로물질만 쌓여 가는데 그것을 직원의 눈높이로 대화하고 표현하는 일은 불가능에 가깝다.

상담교육을 진행할 때는 상담의 원칙은 상대방이 듣고 싶어하는 이야기를 빨리 찾아 하는 상담자가 승리한다고 하지만, 조직이 직원에게 원하는 말만을 하는 것은 현실에 맞지 않는다.

핵심업무에 대한 구체적인 기술로 조직이 원하는 인재상을 명확하게 제시하는 일은 후일 인사고과의 공정한 판단기준이 된다.

이는 추후 갈등 해소의 주요 논점이 되며, 직원을 평가하는 잣대가 되고, 교육프로그램 개발의 우선순위를 제공한다.

교육/개발

교육훈련은 조직에 의해서 직원들이 지식, 기술, 능력을 향상시키려는 의도된 노력이라고 정의된다. 교육과 훈련은 어떻게 다른 것일 것일까?

교육이란 특정 직무와 관련되지 않은 이해력과 지적 활동을 활성화하는 것.

훈련은 특정 직무와 관련된 지식, 기능 등을 반복적인 연습을 통해 습득시키는 과정으로 정의된다.

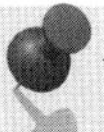

앙투안 드 생텍쥐베리

훈련은 진료서비스의 품질을 유지하고 개발하는 것이 무엇보다 중요하다. 전통을 지닌 음식 집이 한결같은 맛을 유지해야 하는 것처럼 '그 병원에 가면 한결같이 환자들을 기분 좋게 하는 무언가가 있어야 한다.' 직원들 상호가 말하는 주의사항이나 진료 예약프로세서의 기간을 서로 다르게 알고 있거나, 같은 진료에 다른 처치나 마무리로 환자를 대한다면, 환자는 혼란스러워지고 병원 진료서비스에 대한 불신을 조장하게 된다.

교육은 조직 내 공통된 문화를 만들고 소통하는 중요한 요소이다. 서로 다른 환경에서 자라고 다양한 경로를 통해 모인 직장인들이 한가지 목표를 향해 달리려면 지속적인 교육은 조직을 오랫동안 유지하는데 무엇보다 중요하다.

나이에 비해 연차가 낮은 P양을 생각해 일주일에 하루 정도 따로 시간을 내서 진료기초부터 상담까지 할 수 있도록 도와주겠다고 제안한 적이 있다. 생각해 보겠다고 하고는 끝까지 대답을 듣지 못했다.

⇒ P양에게 '파페포포 메모라이즈' 같은 글씨 적은 책을 선물했다. 직접 물어 오면 읽기 편하고 재미있는 책을 소개해 주거나, 내가 본 책 중

에게 P양이 좋아할 것 같은 책을 빌려주기도 했다.

4~5년이 지났는데도 가끔 만나거나 통화를 하면 요즘은 병원에서 책 읽는 분위기가 없어졌다며 그때를 좋은 추억으로 기억한다.

병원 입장에서는 막대한 시간과 경비를 투자해서 교육과정을 기획하는 것임에도 불구하고 책만 보면 졸리거나 교육받고 체득하는데 거부 반응 보이거나 교육을 받고도 자신이 해오던 방식만을 고집하는 직원이 있다.

그들을 알아보기 위해서도 고용과정이 교육과정보다 더 중요하다.

교육설계

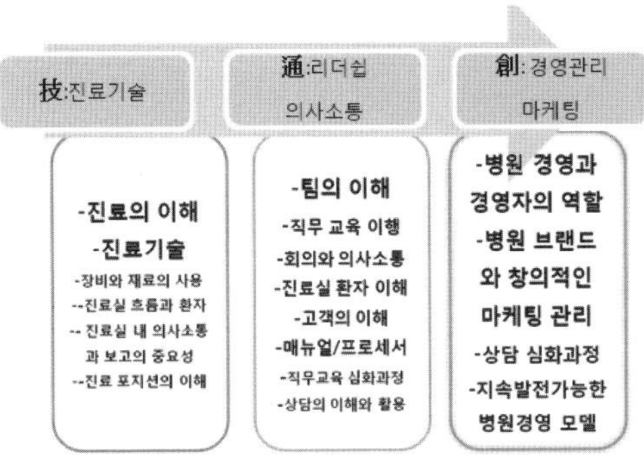

진료 기술 진행 단계에 따른 교육설계의 예

교육설계는 병원의 특성이나 상황에 맞게 설계할 수 있다. 다만, 직원의 경력과 채용경로가 다양해 지면서 직무발달과정을 감안하여 진행되어야 한다.

技(기)과정에서는 주로 직무기술과 관련한 이론과 실습 위주의 교육과 훈련을 병행함

通(통)직무기술 심화교육과 함께 상호간 원활한 의사소통의 중요성과 직원들을 교육하고 통솔할 수 있는 능력 교육

創(창)브랜드 유지와 기와 통을 활용한 마케팅 과정 개발, 고객 커뮤니케이션 과정 개발, 병원 경영의 패러다임 교육

> **병원의 이해 / 자기계발 / 동기부여 / 의사소통**

교육의 공통내용

병원의 철학과 비전을 공유하여 각자의 능력과 경험을 병원의 철학과 비전에 일치시키는 과정이 교육이다.

일반적인 교육과정의 흐름의 진행 순서이다. 조직의 핵심업무와 기통창을 결합한 형태로 세부교육이 진행되어야 한다.

예를 들어 진료기술을 교육하더라도 1차 설계에 부합하는 핵심 내용이 통일된 내용의 진료프로세서를 일단 진행해야 한다.

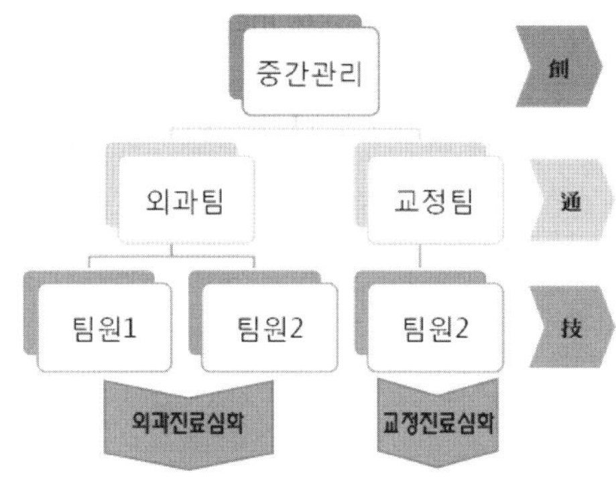

　가로 나열형 조직도 보다는 세로형 조직도를 설계하여 교육과 업무내용을 교차 설계해 프로세서 단절을 예방할 수 있다.

　교육에 들어갈 세부 과정은 병원과 진료과목마다 다르지만, 단위별 내용별 기간별로 설계된 교육프로세서는 지치지 말고 진행되어야 한다.

교육의 구성/평가

　병원이 타겟으로 하는 환자의 욕구 변화 단계를 감안하여 교육/훈련의 내용을 정한다.

　환자 분석 결과나 진료 경험으로 분석한 결과 마케팅 활동, 진료 서비스에 대한 민감도가 낮은 경우라면 통이나 창에 분산될 교육 에너지와 예산을 技(기)교육에 집중하는 것이 경제적이다.

〈환자 욕구 변화 단계〉

내원 환자 구분한 교육설계

모든 환자가 각 3단계의 서비스를 기대하지는 않는다. 지역의 특성에 따라 1단계로 만족하는 고객이 주를 이룬다면 技(기)에 대한 내용으로 교육과정을 편성하는 것이 좋다.

50대 중반의 병원 인근 자영업자 남성분, 병원 인테리어가 오래됐다는 지적을 동네사람들 중에 하는 사람이 있지만, 본인은 병원이야 치료 잘해주고 환자 속여 먹지 않으면 됐지, 시설 좋아서 뭐해. 라고 말씀하셨다. 해당 병원의 주 내원 환자층은 인근지역 토착민이었다. 주 연령층은 청소년과 장년층 이상이다.

내원 환자 대부분이 병원에 대해 기대하는 것이 1단계로 조사되어 진료실 매뉴얼과 서비스 매뉴얼의 설계 후 직접작성하고 실천하는 방법으로 교육과정을 진행했다.

내원 환자 분석 결과 기대 만족 수준의 환자가 대부분이라면, 채용과정에서도 충분히 반영하여 채용과정을 거쳐야 한다.

상위 욕구의 포커스를 맞춰 직무계발을 해오면 폭넓게 모든 환자를 케어할 수 있을 것으로 예측할 수 있지만, 장기근속 시 주 업무와 자기개발에 대한 불만족이 발생할 수 있다.

직원들 역시 모두가 기 ⇒ 통 ⇒ 창의 과정을 거쳐 경영자나 강사 컨설턴트가 되려고 하지는 않는다. 되고는 싶지만, 한계를 느끼거나 복잡한 책임감을 갖는 것에 대한 부담을 느끼는 경우든 직원의 교육에 대한 욕구를 감안해 내용을 구성한다. 이해와 열의가 없는 교육과정은 병원이나 직원 모두에게 불만을 낳는다.

스스로의 업무 범위를 진료기술의 환자들에게 제공하고 보상을 받는 것으로 생각하고 더 이상 바뀌려고 하지 않는 직원에게 의사소통이나 경영과정에 대한 이야기를 교육시키기 힘들 뿐더러 이해시키는 것도 어려운 과정이다.

> 36세의 L은 진료팀장으로 지원했다. 상담 경력이 있기는 하지만, 광범위한 큰 케이스의 환자를 상담한 전력은 없다. 스스로 진료실 일이 편하고 적성에 맞는 것 같다고 했다. 나이가 있지만, 진료실 업무를 꼼꼼하게 잘하고 책임감이 강한 L은 책 사는 돈이 제일 아깝다고 했다. 진료실 내 비품을 정리하고 환자준비를 위한 진료준비는 잘 챙겨 주었기에 L의 나이와 포지션을 감안하여 상담이나 환자관리 보험청구 심화 과정을 교육하는 것에 투자하기보다는 통과 창에 대한 이해가 있는 실장을 채용했다.

반면 스스로 부족함을 인식하고 변화하고자 결심한 사람은 더디지만 발전할 수 있다.

K는 34살이다. 주로 진료실에서 일했지만, 스스로 나이와 경력을 감안해 관리자를 준비해야 할 것 같다고 했다. 성격이 소탈하고 목소리가 큰 편이며 우직한 면은 있었지만, 다소 덜렁 됐다.

1. 직원의 성장욕구를 확인한다.
2. 질문을 했다.

    이건 어떻게 정리하실 거예요.

    새로 정리해서 사용해 보니까 어때요.

    수술실 정리의 목적은 무엇인가요.
3. 피드백을 준다.

    진료 중에 언제 이렇게 정리를 많이 하셨어요. (지지적 피드백)

    문제를 해결하는 것은 좋지만, 나도 그 내용을 알았더라면 좋았을 것 같은데요. (교정적 피드백)

2주 정도 지났을 때 스스로 상담실장 프로그램을 수강하기로 한 내용을 내게 이야기해 주었다. 문답이 좀 더디게 진행됐지만, 지치지 않고 물어와 주었기 때문에 느리지만 진행될 수 있었다.

　같은 여성에 30대 중반의 여성이었지만 스스로에 업무욕구가 달랐기 때문에 교육 목적을 달리 설정했다.

교육의 평가

교육의 목적은 업무 환경개선과 환자에게 사랑받기 위한 길고 끊임없는 과정이다. 교육의 평가 역시 개인의 업무 교육 내용을 바탕으로 인한 직무향상이 평가의 목적이다.

교육의 설계와 내용에 따라 평가 항목이 정해질 수 있다.

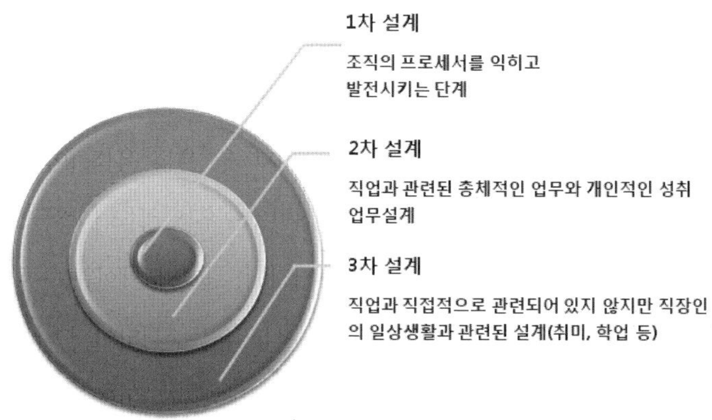

1차적 조직 프로세서 이해와 발전은 주로 시험을 통해 그 성과를 평가한다. 시험은 학습을 가장 빠르고 정확하게 평가할 수 있는 평가 방법이다. 핵심업무는 조직의 서비스 내용의 통일성과 품질을 유지하기 위한 명확한 기준이 되기 때문에 시험을 통해 직원의 핵심업무 파악의 정도와 병원 업무에 대한 적극성을 평가할 수 있는 좋은 방법이다. 변별력을 높이기 위해 어려운 문제를 내기보다는 매뉴얼 자체에 대한 그대로를 응용해 전반적인 내용을 출제하여 구석구석을 파악하고 아우르는 '별걸 다 기억하는 직원'이 더 유용하다. 입사 초기에 이루어지는 경우가 대부분이기 때문에 다른 병원 경력과 크게 차별을 두지는 않는다.

직원이 전체적으로 바뀌면서 병원 시스템에 대한 이해가 절실하게 요구됐다. 진료 부화가 높아 따로 시간을 내 시험을 보기가 어려워 진료 과목을 나눠 시험보기로 했다. 문제 난이도는 중하로 설정하고 출근과 동시에 병원에 흩어져 시험을 보기로 했다. 3회를 거치는 동안 시상은 작더라도 매일매일 이루어졌다. 또 주목할 일은 1등을 하는 직원이 거의 1등을 했지만, 표준편차가 눈에 띄게 줄어서 기뻤다. 3회 때는 전체 포상을 결정함.

2차 업무 설계에 대해서는 과제를 내주어라. 2차 업무는 조직의 핵심업무에 직접적 관련성은 작지만, 직원 스스로가 병원과의 업무 연계성과 본인의 성취욕구를 관련시켜 개발하려는 영역이다. 이를 감안하여 병원 내 SWOT분석 자료를 작성해 보게 하거나, 신환환자 분석일지를 작성해 보게 하거나, 진료실 업무 과정을 매뉴얼화 해보거나, 개별적인 평가가 이루어질 수 있도록 적정한 평가와 보상이 주어져야 한다.

30대 초반의 직원은 상담과 함께 마케팅 분야 업무를 개발해 보고 싶어했다. 1차적으로 병원수가와 진료프로세서 원내 진료 후 주의사항 등은 시험을 통해 평가하고, 병원 마케팅 현황과 SWOT분석 내용을 서면으로 제출할 것을 과제로 내주었다. (과제 제출 기한은 되도록 직원 스스로가 정하도록 하고, 꼭 지키도록 당부한다.)

결과〉SWOT분석에 대한 내용은 파악하고 있었지만, 각 요소가 어떤 평가를 하는지에 대한 구분은 미흡하였고, 보고서 형식에 대해도 익숙지 않음 ⇒ 마케팅 기초에 대한 교육이 필요함.

2차 업무가 잘 평가되고 재교육이 이루어진다면, 외부업체에 대한 의존도를 낮출 수 있다. 교육이나 교육평가에 대한 과제를 내주고 경영자는 이를 평가하고 지도하면 된다. 2차 업무 평가가 제대로 이루어진다면 교육의 조직에 대한 평가는 원내에서 가능해 질 수 있다.

3차 업무는 직장인이 직업 생활을 능률적으로 영위하기 위한 개인적인 활동을 의미한다. 이는 평가과정보다는 관심을 표현하므로 1, 2차 업무의 능률을 높일 수 있다. 직원의 취미활동이나 결혼/임신/출산/육아 등의 일상생활에 관심을 가지면서 적정배치와 업무량을 조절할 수 있다.

1 필자는 오랫동안 배드민턴을 쳤다. 배드민턴을 오랫동안 하고 싶어 열심히 일하고, 열심히 일하기 위한 스트레스 해소를 위한 훌륭한 채널이 되었다.
　☞ 회식 날 배드민턴 경기를 통해 회식비용을 부담하기로 함. 대신 핸디캡을 적용함.

2 기타를 배우는 직원이 MT에서 연주할 수 있는 시간을 배정함.
　☞ 3차 업무에 대한 조직의 관심은 요즘 사회적 이슈로 떠오르는 소통을 위한 귀중한 채널이자 해법이 되기도 한다.

보상

보상과정에서는 좀 더 이성적이고 냉정한 평가가 이루어져야 한다. 보상은 근로자의 근로에 대한 직간접적 보상을 이야기한다. 직원들의 경우 대부분 직접적 보상인 임금과 복리후생만을 보상으로 여기는 경우가 많은데, 보상과 임금에 대한 새로운 정의를 직원에게 인식시키는 과정을 거쳐야 할 것 같다.

병원의 업무 내용과 병원의 규모, 환자 순환 내용과 업무량을 감안하지 않고 단순하게 이전 병원에서 받았던 임금수준을 유지하려고 한다면, 채용과정에서부터 구분되어야 할 것이다.

보상에는 급여(Pay), 복리후생, 개발(**경력개발, 교육/훈련 등**) 업무환경 개선 등이 포함된다.

앞서 교육과정의 설계에서 교육과정을 거치는 것도 보상의 영역에 포함된다.

급여체계는 병원별로 연봉테이블을 활용하거나, 업계 평균을 활용하고 있기 때문에 여기서는 인센티브 제도와 비금전적 보상을 통한 성과를 유지하는 경우를 이야기한다.

보상의 결정

보상의 공정성과 타당성을 보장하기 위해 인사고과표와 직무명세서 직원 개별면담 일지를 활용한다.

개인병원의 경우 경영자 주관적인 인사고과가 이루어지는 경우가 있는데 이는 비효과적인 인사평가로 합의점을 찾기 어려우며, 때로는 지나치게 관대한 보상체계로 직원들의 안일함을 야기하거나 판단의 오류로 오히려 핵심인재에 대한 역차별의 요소로 작용할 수 있다.

보상의 공정성의 확보가 무엇보다 중요한 건 인력의 유지/방출/이직의
원인으로 작용할 수 있다.

〈 page 252~255 별지첨부 – 인사고과표/직무명세서/개별면담 일지 〉

인센티브의 양면성

치과의 경우 임플란트의 붐을 타고 파격적인 인센티브제는 매출극대
화와 업무 능률향상과 직원 동기부여 요소로 활발하게 이용되었다. 이
는 현재에도 다양한 진료과의 병원에서 다양한 형태로 활용되고 있다.

다만, 완전 인센티브제는 병원과 직원 모두에게 독으로 작용할 수 있
다. 자신의 능력을 매출만으로 평가받고 보상을 받게 되면 본인의 행동
규범이 비용편익적인 선택만을 강요하게 된다고 한다. 이는 모든 선택을
경제적 이득에 따라 하게 된다는 이론이다.

> 대형네트워크 치과에서 60대 여성환자는 출산휴가로 휴직 중인 직원으로
> 부터 치료를 받으시다 영 못 미더워 내게 질문한다. '이 치아에 기둥이 세워
> 졌나요 안 세워졌나요.' 두 개의 치아가 연달아 크라운(씌워져 있었는데) 한
> 개의 치아에는 기둥(포스트)의 흔적이 있지만, 앞 치아는 없습니다. '기둥의
> 종류에도 여러 가지가 있으니 담당선생님 돌아오시면 다시 상담받아보세
> 요.'라고 말씀드렸다.

최초 진단내용에는 포스트(기둥)이 포함되었으나, 치료과정 중 치료내
용이 변경되었지만, 환자에게 별도 공지 없이 치료를 진행했다. 환자가
여러 번 의문을 제기했지만 얼버무려 넘어간 사례이다. 이 네트워크의
경우 입금에 대해서는 관대하지만, 환불에 대해서는 철저하게 비호의적

이었다. 출산휴가 중인 직원은 당시 원내에서 최고의 인센티브 수혜자였다.

또 인센티브로 제공되는 임금이 곧 본인의 능력을 대변하기 때문에 인센티브 금액이 줄어드는 상황을 견디지 못하고 이직을 결심하는 경우 또한 많다.

인센티브 커트라인이 정해져 있는 경우엔 여러 꼼수를 사용한다.

이 정도는 직원들의 문제해결 능력이 발달했다고 애교 정도로 봐 줄 수도 있지만, '거짓말하는 착한 사람들'(댄 애리얼리 지음)에는 병원의 성과와 선택에 대한 흥미로운 이야기가 있다.

또 거짓이 반복될수록 거짓에 둔감해진다는 내용도 함께 나와있다.

또한, 성과를 위한 무리한 상담 클로징에서 환자 불만사례가 더 많이 발생하는 것도 사실이다.

하지만, 병원의 이익을 열심히 일한 직원과 공유하는 일은 보상차원에서 무엇보다 중요하다.

조직의 발전을 직원 스스로가 공동체 의식을 높이는 차원의 인센티브 제도는 필요하다.

단, 인센티브 조건을 다양화하는 방법을 물색하는 것이다.

만약 신환수가 줄어든다면 신환수에 대한 인센티브를 약속하고, 환자 만족도를 높이기고 서비스 교육의 회수율을 높이기 위해 환자 칭찬 릴레이를 통해 인센티브를 정한다. 교육평가 과정 중에 보상을 금전적으로 해주는 방법, 병원 내 옴부즈맨을 실시하여 비품이나 재료를 절약할 수 있는 아이디어를 개발한 개발자에게 포상을 하자.

포상 방법을 다양화하는 방법은 연공서열에 의해 지속적으로 상승하는 임금을 분산하는 역할을 한다.

위에 나열된 방법들은 직원 참여를 높이기 위한 방법이기도 했지만, 연봉 협상 때 일률적인 인상을 지양하고 정말 스스로 병원의 가치를 창출하며 보상을 받을 수 있는 문화를 만들자는 명분으로 제시된 아이디어이다.

비 보험진료 항목의 수가가 과잉경쟁에 의해 내려가고 있는데, 인센티브의 수혜자였던 직원들의 급여는 그대로이다. 한번 내려간 수가는 회복하기 힘들고 올라간 급여수준은 내리기 어렵다.

병원 현실이 바뀐 요즘 효과적인 분배체계를 정비하는 일은 경영효율화를 위해 무엇보다 중요하다.

회식/MT/휴가/교육/발표

의미 ⇒ 환자와
병원에 의미있는 일을 하며
자아성취욕을 느낀다

인정 ⇒ 금전적 보상,
중요업무 배치,
책임감 부여

돈 ⇒ 임금인상, 인센티브

〈직원 욕구 변화 단계〉

회식은 직장인들이 공식적으로 자기 돈 주고 먹기 어려운 음식을 먹을 수 있는 기회이다.

또는 회식을 업무의 연장으로 생각하는 직원도 있다. 이런 직원들은 회식비를 1/N으로 나눠주기를 바라는 직원도 있다. 회식도 병원입장에서는 지출항목의 하나임에는 분명하지만 생색내기 힘든 항목 중의 하나기도 하다.

> 소고기 회식, 양주 회식, 호텔 뷔페 회식 등 개인병원에서는 자주 하지 않는 회식을 하지만, 직원들은 중간에 도망갈 생각만 하고 있다.
> 음주 강요, 예고 없는 번개회식, 원장님의 말씀 시간 등이 불만 사항이었다.

회식비 아껴서 개인적인 용도로 사용하거나 가족과 외식을 한다면, 가족들과 즐거운 시간을 보낼 수 있음에도 불구하고 하는 회식인데, 경영자와 직원 둘 다 즐겁지 않은 회식을 경험하게 된다.

당연하게 비싼 걸로 윗사람이 주체하는 회식 말고 때로 직원들 주머니 생각한 가벼운 음식을 실장님도 원장님도 즐길 수 있는 문화가 필요하다.

금전적인 보상이 외에 회식/MT/휴가/교육/발표/세미나도 포괄적인 보상의 한 방법임에도 불구하고, 생색내지 못하는 것은 인식과 문화의 차이이다.

발표 준비를 하는 직원에게 '발표를 준비하는 과정은 병원을 위하는 것이 아니라, 자신이 발전하는 기회로 만들라고 이야기하자.' 그 대신 발표 내용은 자신이 하고 싶은 이야기를 할 수 있도록 준비하고 잘할 수 있도록 도와주자.

인정

인정은 가장 효과적인 비금전적 보상요소이다.

5년 전 병원 관리이사와 인터뷰를 진행한 적이 있었다. 관리이사는 병원의 성장세를 자랑하며 한 체어 당 얼마의 매출을 올려야 하고 하루에 직원 한 명이 몇 명의 환자를 보아야 하고, 상담실장의 환자 상담시간은 20분을 넘지 않아야 한다는 병원 경영의 계량적 수치를 이야기했다. 물론 병원 경영과 안정성을 평가하기 위해서는 다양한 경영관련 요소를 수치화하는 과정이 필요하지만, 병원을 방문하는 환자와 의료서비스 제공자의 관계를 자동차를 생산하는 '포드 시스템'에 접목하여서 설명하는 것은 충분하지 않다.

'한 라인에서 몇 명의 작업자가 하루에 생산해야 할 자동차의 대수는 몇 대이다.'라고 하는 방식을 포드 시스템이라고 한다. 이는 규격화된 공산품 생산에 적합한 비유이다.

이에 반해 실시한 E.Mayo의 작업 연구 'Hawthorne 공장 프로젝트'에서 개발된 경영이론인 인간관계운동은 '인간을 경제적 동물이 아닌 사회적 존재로 파악'한 사건이다. 이는 비경제적 보상(인정, 일에 대한 흥미), 세심한 배려가 구성원에게는 필수적이라는 시각이다.

이는 존엄성과 책임감, 자율성이 기반이 된다.

경영학 이론에서 의료서비스 생산자에게 적용할 수 있는 이론을 찾자면 메이요의 이론이 더 가깝다.

위 단계처럼 직원을 움직이는 동인은 돈 ⇒ 인정 ⇒ 의미로 변화한다. 올바르게 선발된 직원이라면 인센티브 얼마에 왔다 갔다 하는 일은 없을 것이다.

계약기간이 되어 연봉협상을 하게 됐다. 나는 소액의 연봉 인상을 제의받았다. 실망스러운 금액이었지만, 며칠의 생각해 볼 시간을 달라고 했다. 소액의 인상보다는 일주일에 한 번 있는 야간진료를 빼는 편이 자존심에 덜 상처를 입을 것 같았다. '지난 기간 동안 그래도 직원들 바뀌고 할 때 묵묵히

> 일해주는 모습이 가장 좋았는데, 야간진료를 빼달라는 모습이 실망스럽다'
> 고 했다. 그 순간 나는 이직을 결심했다. 신환분석지를 만들고 리콜장부를
> 정리하고 챠트를 선별하거나, 매뉴얼을 만들고 오랫동안 병원이 잘될 수 있
> 도록 준비하는 모습으로 인정받고 싶었는데, 진료 공백을 메꿔 온 것을 인정
> 받은 나는 사실 연봉 인상 폭에 대한 서운함 보다는 더 큰 서운함을 느꼈다.

사실 지난 일 년간 어려웠던 것에 대해 인정만 받았더라도 나는 서운
하긴 했겠지만, 연봉인상 없이도 재계약을 했을지도 모른다. (생활의 질을
결정할 만큼의 인상 폭이 아니었으므로)

유지/방출/이탈

이직을 결심하는 직원들의 이유는 여러 가지가 있다. 그 중 가장 많은
건 병원과 맞지 않는다는 이유가 가장 많고(도대체 뭐가 맞지 않는다는 건지?),
다양한 경험, 결혼/임신/출산/육아 등 자연 이직사유 등이 있다.

그럼에도 불구하고 쉽게 이직을 하지 못하는 이유는 물론 경제적 이
유가 가장 많지만, 의외로 업무를 이어줄 사람이 없거나, 남아 있는 사
람들의 업무 부담이 늘어남에 대한 걱정을 이야기하는 사람들도 많다.
병원에서 필요한 사람이라고 느낄 때 이직을 망설인다.

그만큼 직원들의 업적을 치하하고 능력에 맞는 업무에 배치하는 일은
경제적이고 효과적인 인적자원 유지 방법이다.

조기 이직이 아닌 경우 직원들이 이탈하는 징후를 알 수가 있다.

하나둘씩 불평을 늘어놓기 시작한다. 초기 증상은 사실 어느 직장인이나 하루에도 12번 이상은 나타나는 증상이다. 이 시기에는 들어주는 것만으로도 해소되거나 개인의 스트레스 관리 능력에 따라 자연 치유도 가능한 시기이다.

시간이 지나면 육체적, 정신적 피로가 쌓이면서 힘들다고 푸념을 하기 시작한다. 스스로 느끼기에는 육체적 피로지만 불평이 늘면서 정신적 피로가 배로 증가했음에도 불구하고 피로의 원인을 모두 전가한다. 아직까지는 대화나 유인책으로 고용을 유지할 수 있는 기회가 있다. 불만의 원인을 파악하여 원인을 제거하거나 근무조건을 개선함으로 관계를 개선할 수 있다.

그렇게 시간이 지나면 자기 연민에 빠져 나르시즘이 심해지기 시작한다. '내가 여기서 일하는 건, 나만 손해야.'라고 생각을 한다. 자기 연민에 빠진 직원의 마음을 바꾸는 것은 사실 힘들다. 마지막 단계에서는 어떤 회유책을 쓰더라도 자기애만 더 강해져 자만에 빠지기가 쉽다. 이런 경우 아쉽더라도 이별을 준비하는 것이 좋다.

H는 마음이 조급하고, 무엇이든 하던 대로 준비해두어야만 편안함을 느끼고 변화를 힘들어했다. H를 제외한 직원이 자주 바뀌면서 피로가 쌓이기 시작했다. 새 직원이 어느 하나라도 다른 곳에 두거나 순서를 바꾸는 걸 견디지 못했다. 새로운 직원과 마찰이 잦아졌다. 직원이 더 자주 바뀌는 원인이 되었다. H는 피로가 풀리지가 않았고, 본인의 피로와 스트레스를 모두 채용을 담당했던 원장님 탓으로 돌렸다. 급기야 병원 신세를 지기까지 하면서 자기 연민은 더 강해졌고, 이렇게 아파가며 일할 이유가 없다고 이야기했다.

H는 어느 병원을 가나 노심초사하는 성격에 변화가 없다면 누구와도 언제나 마찰을 일으킬 것 같아 말렸지만, 최후에는 '선생님이 행복한 선택을 하셨다면 옳은 행동을 하세요.'라고 말리지 않았다. 당장 직접 진료실에 투입되는 수고를 하게 되더라도 그 상황을 종료하고 싶었다.

후계 직원의 채용이 어렵더라도, 직원들에게 양해와 협조를 구하고 과감하게 결정을 해야 하는 때가 있다.

불평을 입에 달고 사는 직원을 곁에 두면 온종일 덩달아 피곤하다. 업무 능률과 팀워크는 자동으로 떨어진다. 이런 직원은 조직의 핵심업무를 끝까지 파악하지 못하고 2차 업무에 대한 본인의 기여만 인정받고 싶어한다. 본인의 권리만을 주장하고 조직의 특성이나 권리를 인정하지 않는 극 개인적인 직원은 아무리 훌륭한 기술을 가지고 있다고 해도 팀 문화 활성화를 위해 방출을 고민해야 한다.

개인병원의 경우에는 간혹 좀 더 감정적인 결정이 내려지는 경우가 있다.

문제〉 다음 중 종류가 다른 하나는
1. 토끼
2. 사슴
3. 사자
4. 얼룩말

병원 전체 분위기를 감안했을 때 고용유지에 대해 심사숙고해 결정해야 한다. 초식동물 사이의 육식동물은 경영자가 보기에는 도전적이고 조직에 활기를 불어넣는 것 같지만, 나머지를 발아래 밟아야만 속이 시원하다. 표면적으로는 평화로워 보이지만 결국 초식성을 가진 직원이 하나둘씩 떠나게 된다.

반대로 육식동물들이 있는 곳에 들어온 초식동물은 그 서슬을 이기지 못하고 스스로 무리를 떠난다.

인사고과표와 업무명세서, 개별면담지를 활용하여 인사결정에 근거를 제시하고 공정성을 확보해야 남아있는 직원들의 동요를 막을 수 있다.

유지/방출/이탈에 대한 결정이 쉽게 결정되어지는 것 같다. 마치 노래 제목 '우린 너무 쉽게 헤어졌어요.'처럼 말이다.

병원에는 프로세서 단절을 예방할 핵심인재가 필요하다. 이는 고용과정부터 제대로 설계되고 유지되어야만 가능하다. 앞에서 이야기한 것처럼 방출이나 이탈을 결심하기 전에 충분하게 예방하고 위험을 감지할 수 있다.

핵심업무에 대한 서로의 이해 부족이나, 업무와 보상에 대한 기대의 불일치 등 인적자원관리 프로세서 채널의 잡음을 제거하고, 위험이 감지됐을 때에 의사소통만으로도 문제 해결점을 찾을 수 있다.

의사 + 소통

소통의 방법

전달 방식이 문제다.

병원 경영자는 병원이 잘되기를 바란다. 또 직원도 병원이 잘되어 스스로 인정받고 보상도 두둑하게 받기를 바란다. 환자도 치료 잘해서 잘되는 병원에서 제대로 된 치료를 받고 싶어한다. 각자가 생각하는 목표는 비슷한데 우리는 왜 목표를 이루는데 실패하거나 서로 오해하거나 싸우게 되는 것일까.

> 경영자 – 확장으로 인한 시설투자, 마케팅 활동으로 인한 환자 유입, 직원 교체에 따른 프로세서 단절 ⇒ 업체와 직원들에게 큰소리로 지시함.
>
> 컨설턴트 – 시스템 확립이 급선무 3개월의 계약 기간 동안 시스템 안착을 약속함. 직원의 잦은 교체로 1:1 지도는 힘든 상황. 진료과정에 간섭하여 지시함.
>
> 중간관리자 – 시스템의 안착이 시급함. 업무의 자동화와 분업화로 시스템 안착을 꾀함. 진료실 업무 과중으로 직원들의 피로누적 조직에 대한 반감이 많음, 진료에 참여해 업무를 독려함.

환자들의 권리와 업무의 효율화를 통한 직원의 노동량 감소 등 시스템 안착이 무엇보다 필요한 때, 각자가 목표로 하는 메시지의 내용은 같으나 각자의 역할과 입장에 따라 메시지 전달 방식이 달랐다. 컨설턴트는 경영자의 성급한 성격으로 인한 직원 이탈이 시스템 안착에 걸림돌이 된다고 했고, 관리자는 컨설턴트의 사무적인 태도와 합의 없는 지시가 직원들의 원성을 산다고 생각했으며, 경영자는 관리자의 느긋한 대처로 컨설턴트가 필요하다고 했다.

'빨리 가고 싶으면 혼자서 가고, 멀리 가고 싶으면 함께 가라.'는 속담이 있다. 사랑받는 병원의 선순환 모델은 오랫동안 사랑받는 병원으로 성공하는 방법을 찾는데 그 목적이 있다.

위의 상황은 분명 시간이 촉박한 상황이었다. 기존 환자들의 불만은 쌓여가고 새 기계와 전자챠트에 익숙하지 않아서 신환들의 불만도 많아지고 있었으니까
"전자챠트에 차팅해라!"가 아니라 왜 챠팅이 중요한 지를 말해줬다.
환자들의 불만이 많아지고 환자 치료 내용이 섞이며, 진료내용이 바뀌는데 본인의 책임소재를 분명하게 하고 누명을 쓰지 않는 방법은 챠팅이다. 힘든 상황 속에서 열심히 하고도 누명 쓰면 안 되니까 꼭 챠팅하고 이름을 옆에 적으라고 했다.

전달하려는 내용보다 전달 방식의 문제였고, 나 역시 상담을 주로 하면서 말하는 법은 늘었지만, 의사소통에는 미숙했음을 인정하지 않을 수 없었다.

소심한 복수

소통에 미숙한 우리는 무엇인가 꼭 소심한 복수를 한다. 위에 사람이 아랫사람에게 불만이 있거나 오해가 쌓였을 때 주로 하는 소심한 복수는 투명인간 놀이다. 업무를 지시하거나 가벼운 인사말을 할 때도 대상을 건너뛰거나 못 본 척하거나 의도적으로 무시하는 경우가 있다. 또는 불만의 대상보다는 다른 사람을 붙잡고 험담을 늘어놓는다.

> 인터뷰를 갔었다. 직원 2명의 조용한 병원이었는데, 인터뷰 내내 데스크에 앉아있는 직원 흉을 직원 면접을 간 나에게 1시간을 하는 모습을 보고 나는 어떤 리액션을 취해야 할지 난감했다.

직원들은 병원에 불만이 있으면 병원 비품을 아끼지 않거나 막 쓰거나 외부로 반출하기 시작한다. 물론 그 구성이 소모품 위주의 작은 것들이지만, 스트레스를 받으면 쇼핑을 하거나 폭식을 하는 것처럼 어떤 식으로 든 보상을 받으려고 한다.

또 다른 증상으로는 입을 닫아버리는 것이다. 환자가 불편하다고 한 이야기나 특별하게 언제까지 치료를 마무리했으면 좋겠다거나, 작은 집기나 기계의 고장이나 분실, 재료가 떨어져 가도 자신이 직접적으로 관리하는 내용이 아니면 병원 내에서 말을 아끼기 시작하고, 병원 내에서 생긴 일을 친구들에게 하거나 가족들에게 하거나 오프라인 모임에 가서 하거나 네일아트 받으면서 털어놓는다.

참지 말고 말해요.

어느 조직이나 비슷하겠지만, 조직 내부에서 생긴 일을 주로 밖에서

풀고 있다. 당사자들은 서로의 불만을 모르는데 무조건 내 편을 들어줄 것 같은 사람들끼리 발전도 없는 얘기를 하느냐 시간과 돈을 낭비하고 건강을 해치는 일을 반복해서 한다.

'말할 것 백 가지도 넘지만, 이건 꼭 말해야 할 것 같아서 말한다.'라고 말을 시작하지만 이미 억양 속에 불편함이 충분하게 내재되어 있다.

참지 말고 말해요.

화내지 말고 말해요.

어느 누구나 참으면 그것이 쌓이기 때문에 말을 할 땐 눈빛, 행동, 억양에서 자신이 받은 말 못한 스트레스가 발현이 된다.

생전 처음 상대가 말한 이야기를 들어야 하는 당사자는 황당하다. 왜 이렇게 화를 내면서 말을 해!! 억울하다고 생각한다.

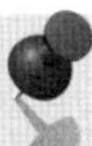

『옵티미스트 클럽』에서 채정호 교수는 대화의 필터를 이렇게 정의했다.

참말인가.

필요한 말인가.

친절한 말인가.

앞의 두 가지는 메시지의 내용에 대한 필터이고, 마지막 것은 메시지 전달 방식에 대한 필터로 사용한다.

이 두 가지를 합해서

'참지 말고 화내지 말고 참말을 필요한 때 친절하게 말해요.'

친절하게 몇 번을 이야기했는데도 꼭 화내면서 이야기해야 알아듣는 직원은 두 가지이다. 끝까지 개선이 안 되거나, 스스로 조직에 머물기를 포기한 경우가 되겠다. 경영자도 냉정한 평가가 필요한 때이다.

알기는 알지만 안 되는 것이 있다. 살을 **빼야** 한다면 덜 먹고 꾸준하게 운동해야 하는 걸 알지만, 실천하기가 쉽지 않다.

캐롤 드웩의 '착화된 의식구조'는 사람의 지성과 자질은 돌에 조각되어 있듯이 바뀌지 않는다는 생각을 말한다.

개인적으로 꾸준하게 연습과 노력을 반복해서 대화의 물꼬를 트는 것이 중요하지만 어려울 땐 제 3자의 도움을 받는다.

소통의 메신저 – 중간관리자

과거의 조직 피라미드에서 상담실장이나 경영지원실의 간부는 중간을 차지하고 상명하달의 임무를 수행하게 된다.

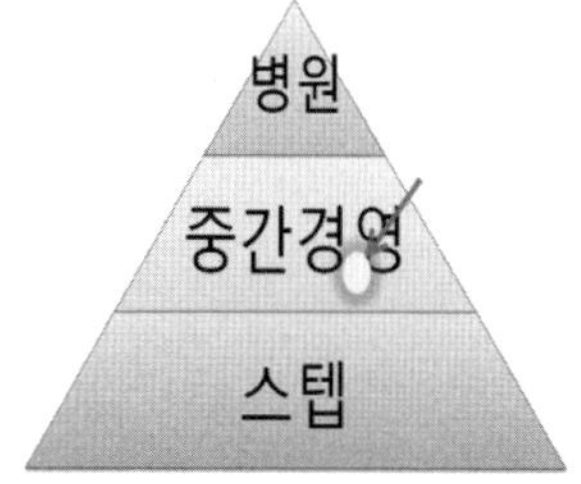

사랑받는 병원의 선순환 모델에서 중간 관리자는 어느 곳에 위치를 해야 소통의 매개체로 활발하게 활동할 수 있을까?

몇 년 전까지만 해도 중간관리자가 사랑받는 병원의 중간관리자라면 삼각형의 무게 중심에서 형평성을 유지하며, 박애정신의 표본이 되도록 균형감각을 상실해서는 안 된다고 믿었다.

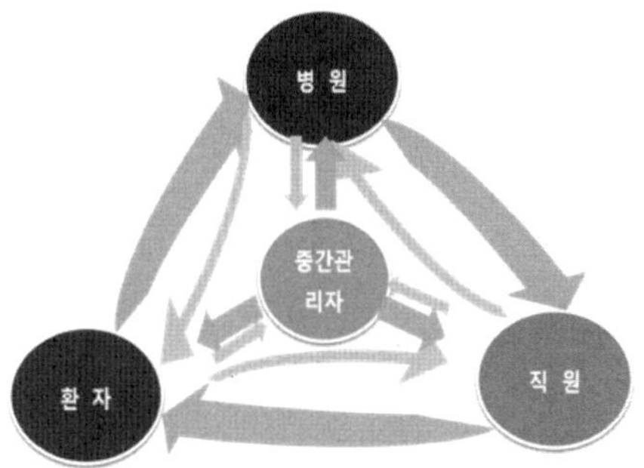

인터뷰 과정을 거치면서 직원들과 경영자의 노고와 고민 상담을 듣고 대화하는 과정을 거치고, 환자들의 선택과 신뢰에 대한 딜레마를 곁에서 지켜보면서 중간관리자에게 균형감각보다 더 중요한 덕목을 발견할 수 있었다. 사랑받는 병원에서 소통을 이끌 매개체로서의 중간관리자가 필요한 덕목은 유연성이다.

고집스럽게 균형감각을 유지하려 노력하기보다는 내부의 흐름을 파악하고 관리자의 능력이나 중재가 필요한 곳이면 어디든지 역할을 해내는 조직의 핵심이 되어야만 어떤 내외부의 저항에도 이길 수 있는 면역력 강한 조직을 만들 수 있겠다로 바뀌었다.

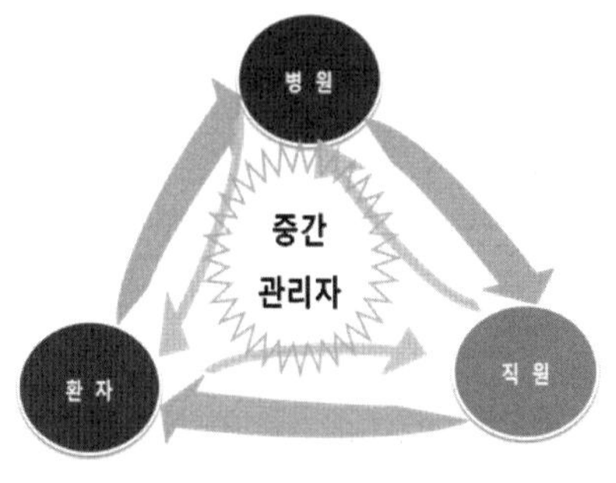

선순환 모델에서 중간관리자의 위치

소통의 활용

직원들에게 하위 개념을 일일이 나열하기보다는 상위개념을 이야기하고 거기에 부합한다면 간섭하지 않는다.

이 상황에서 얘기도 없이 자리를 비운 담당직원 덕에 나는 불편함을 겪어야 했지만, 환자를 위한다고 고생한 직원을 질책했다면, 직원은 다시는 환자를 위한 다른 어떤 일도 하지 않으려는 소심한 복수를 결심할 것이다.

예를 들어 정리정돈을 잘하고, 첫 번째, 서랍에는 뭐 뭐 뭐를 넣고, 다 쓴 재료는 제자리에 놓으라고 하기보다는

상황에 따라 가장 많이 접수되는 민원이나 병원 지시사항을 조목조

목 적으면 오히려 빠져나가는 변명의 여지를 주게 된다.

평생 일할 것처럼 일해라는 스스로 업무에 매몰돼 정신을 못 차리고 있을 때 깨달은 생각이다. 평생 일할 거라면 어느 것 하나 소홀해서는 안 되겠다는 생각이 번쩍 들면서 직원들이 이직에 대해 고민을 하거나 작은 실수를 하거나 게으른 모습을 보일 때 주로 '한 달을 일하든 일 년을 일하든 평생 일할 것처럼 일하면, 어디서든 잘하게 될 거다.'라고 이야기한다.

그렇게 완성된 4가지, 선배로서 관리자로서 연구소 일원으로서 당부가 있다.

> 1. 평생 일할 것처럼 일하라.
> 2. 우리가 힘든 건 어제의 습관 때문이다.
> 3. 망설이지 말고 물어봐라.
> 4. 문제를 일으키지 말고 문제를 해결해라.

일일이 지적하면 잔소리로 밖에 기억되지 않을 뿐, 또 바쁜 임상현장에서 쫓아다니며 지적할 시간도 없다.

1번 항목만 가지고도 모든 행위에 귀책사항을 만들어 낼 수 있는 꼼수가 숨어 있다.

피드백의 활용

칭찬이 소통에서 중요한 요소인 것은 누구나 알고 있다. 칭찬도 피드백의 한 형태이다.

어렵게 선택한 소통의 내용은 주로 교정적 피드백인 경우가 대부분이다. 위에서 언급한 경영자의 소심한 복수는 학대적 피드백의 일종이다.

지지적 피드백과 교정적 피드백을 적절하게 혼합해야만 관계를 원활하게 유지하는 도움을 받을 수 있다.

윗사람이 보기에는 아직 일에 미숙한 직원이 하는 행동은 뭐든지 어떻게 하든지 부족해 보이기 쉽다. 또 아래 사람이 보기에 윗사람은 별 노력도 하지 않고, 하는 일도 없으면서 월급만 많이 받는 것처럼 보인다.

김정운 교수의 '사람의 마음을 사로잡는 법'에서 세 번째 단계가 따라 하기이다. 악수를 하거나 하이파이브를 하고 옆 사람이 웃으면 따라 웃게 된다. 하지만, 좋지 않은 것도 따라 하게 된다. 관리자가 직원에게 교정적 피드백과 학대적 피드백을 주로 주면 직원도 눈이 빠져라. 나의 단점을 찾아 지적하려고 혈안이 된다.

사랑받는 병원의 중심 어딘가에서 누군가에게 무슨 일이 생기면 언제나 나타나서 문제를 해결해 주던 실장님이 있다. 언제나 나의 롤모델이 되어주신 북촌 e-민음치과 김영애 실장님이 그분이다. 6년 전 언젠가 내가 책을 쓰게 되면, 실장님 이야기를 꼭 쓰고 싶다고 갑작스럽게 부탁했을 때 흔쾌히 승낙해 주신 실장님, e-믿음치과가 감성 경영을 모토로 각각 한옥치과, 갤러리치과, 덴탈카페 등을 테마로 치과가 운영되고 있고 그 중 실장님은 북촌 한옥치과의 실장님으로 일하셨다. 환자를 맞이하기 위해서 스스로 데스크의 경계를 허물고 언제든 달려나가셨다. 북촌점은 한옥을 개조해 계단을 4개 내려서야 했지만 귀찮은 내색을 하지 않으셨다. 자식뻘 되는 직원들의 노고를 덜어 주기 위해 궂은일을 마다하지 않고 솔선하셨다. 대청소를 하는 목요일이면 고무장갑을 끼고 별스럽지 않게 화장실 청소를 하시는 실장님의 당시 나이는 50대 초반이셨다. 실장님보다 훨씬 어린 원장님도 섬겨 주시고 추운 날 은행을 다녀와야 하는 일도 직접 하셨다. 언제나 가장 먼저 출근하시고 가장 늦게 퇴근하시는 근면함까지 갖춘 머리끝에서 발끝까지 학교 같은 분이다. 턱 끝이나 손가락으로 직원들에게 지시하는 모습보다 실천으로 알려주신 분을 알고 지낸 걸 꼭 자랑하고 싶었다.

인적자원관리에서 중간 경영자의 역할은 직원들이 환자를 마음껏 사랑하고 표현할 수 있도록 돕는 자리에 있어야 한다.

위나 앞이 아닌 뒤에서 돕고 감당하는 역할 즉 좋은 재료를 공급해서 양질의 맛있는 음식을 만들도록 돕는 바이어의 역할 같다고 할까?

병원에서 경영자가 두 가지 역할을 완벽하게 이루어 내기 힘들기 때문에 최고의 효과를 이끌어낼 핵심 인재를 키우고 그를 만들어 내야 한다.

사랑받는 병원에서 중간 경영자의 역할

Over the Clinic

병원에 인문학 날개를 달다

일을 준비하며 선생님들을 만나면, 하루아침에 상담이나 진료를 잘할
수 있는 마법 주문 같은 것을 요구하거나, 자격증이나 수료증에 집착하
는 모습을 목격하게 된다. 자격증과 수료증은 교육의 목적이 아닌데도.
빨리 낫는 처방전을 원하는 것처럼 결과를 원한다.

상담스킬 프로그램을 보면 환자를 상대하는 팁과 매뉴얼을 제공한다.
또 그런 커리큘럼이 인기가 있다.

마치 7일 만에 10kg 감량 같은 다이어트 프로그램에 눈길이 가는 것
과 같이 말이다.

말은 잘하지만, 자신의 감정을 솔직하게 표현하거나 상담과정에 발생
하는 위기를 대처하는 방법을 몰라 힘들어하는 선생님을 만나게 된다.

우리는 이런 현상이 일어나는 이유가 무엇일까에 골몰하기 시작했다.
환자들의 혈액순환을 돕는 사람들이 모인 곳에 무언가 꽉 막혀서 급
체한 느낌으로 매일 한 곳에서 일하며 행복하지 않은 하루를 보내는
걸까?

그 해결책을 인문학적 사고에서 찾아보기로 했다.

그래서 시작한 것이 '토크 콘서트'이다. 이것의 취지는 연자/강사가 나와 과정과 해답을 설명하는 것이 아니라, 주제에 대한 서로의 경험과 지식을 공유하고 누구나 학생이자 연자가 될 수 있는 자리이다.

첫 시간이 시작할 때 모인 사람들은 하나같이 노트와 연필을 꺼냈지만, '노트와 연필은 집어넣으라고 했다.' 토크콘서트에서 다루는 주제와 진행 방식은 집에 가서 생각나고 잠 안 오게 하는 병원 내 여러 가지 문제를 알고 치료하는 과정이다. 그런데도 못내 프린트물이나, 수료증 한 장을 받지 못해 아쉬워하는 모습을 본다.

아픈 사람의 문제를 해결해 주고, 평균보다 높은 보상도 받으며 사회적으로도 인정받는 직업은 그것만으로도 충분한 가치와 의미가 있다.

인적자원을 개발하는 일은 단번에 해결할 수 있는 처방전이나 수술법이 없다.

마케팅 관리와 다르게 인적자원관리 파트는 인문학 서적의 도움을 더 많이 받았다.

융합과 소통의 시대 병원을 의료인의 시각이 아닌 심리학자, 사회복지사, 역사학자의 시각에서도 다시 한번 들여다보고 병원의 문화 색에 맞는 처방전을 만들 수 있게 되기 바란다.

PART 03

마케팅 관리

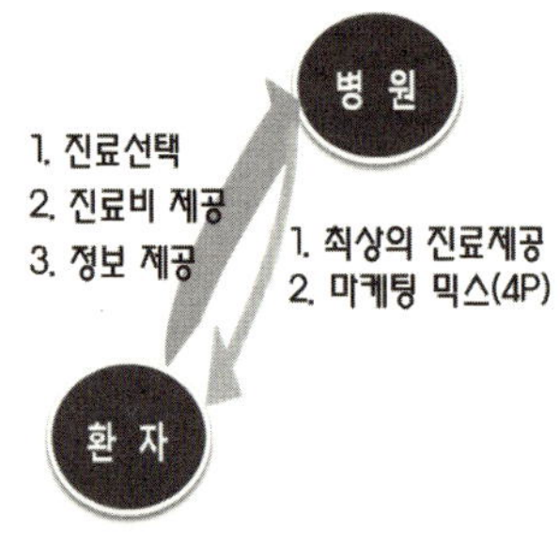

마케팅 관리의 선순환

의료서비스에서 최고의 마케팅 도구는 진료기술이라는 말에는 누구도 이론의 여지가 없을 것이다. 그래도 나는 꽤 오래전부터 진료를 잘하는 것 못지않게 진료를 잘하는 것을 알리는 것도 중요하다고 느끼고 체험해 왔다.

그런데 진료기술에 집중하는 원장님일수록 다른 요소를 소홀히 하거나, 특히 마케팅을 한다고 하면, 거부감을 표시하시고 심한 경우 의료인이 해서는 안 되는 금기로 여기는 경우도 있다.

이는 마케팅을 광고하는 것이라고 오해하는 데서 비롯된 것 같다. 마케팅은 원활한 경영을 위한 전사적인 노력이다. 꼭 많은 돈을 들여서 외부업체의 힘을 빌려 하는 선전만이 광고가 아니다. 본문에서도 소개하겠지만, 병원 위치, 병원 이름, 간판, 직원 무엇보다 누구도 흉내 낼 수 없는 원장님의 진료패턴은 병원을 알리고 사업을 영위할 수 있는 중심축이 된다.

'우리 같은 작은 병원에 마케팅은 사치'라고 여기는 원장들도 있다. 그렇지만, 엄밀하게 따지면 작은 병원/의원이라고 칭하는 말 속에도 이미 마케팅적 요소가 내포되어 있다. 작은 규모로 포지셔닝 한 것이다. 규모가 작다는 것은 경상비를 줄이고 매출보다는 마진율에 내실을 기하겠다는 말이므로 서비스 분야 마케팅 전략을 짜서 환자유출을 최대한 방지해야 한다.

깨알 같은 방법에 대해서는 본문에서 이야기하기로 하고 병원의 크기에 상관없이 왜 정보전달에 힘을 써야 할까?

이제 마케팅을 해야 할까?는 선택의 문제가 아니라 이미 예전처럼 알게 모르게 해 온 일을 얼마나 효과적이고 효율적으로 전개할 것이냐의 문제를 논의해야 할 때이다.

병원이 하는 일과 잘하는 일을 효과적으로 알리는 일은 첫 번째, 환자에게 정보제공을 하여 현명한 선택을 돕는 일이다.

환자들은 궁금하다. 내가 지금 아픈데 가장 빠르게 찾을 수 있는 병원은 어디인지 턱이 아픈데 정형외과로 가야 하는지 치과로 가야 하는지 어디를 찾아가야 나를 가장 잘 치료해 줄지….

인터넷에 정보는 넘쳐나지만 믿을 만한 정보를 가려내는 일은 쉽지 않다. 그런데 아쉽게도 대부분의 환자들은 광고를 쉽게 믿어 버리는 경우가 많다. 광고 뿐 아니라 지식인, 블로그 등도 짜고 치는 고스톱인 경우가 대부분인데도 말이다.

두 번째 이유는 정말 환자를 위한다면 환자를 보호하기 위해서라도 환자가 제대로 된 치료를 받을 수 있도록 허위과장 광고에 속지 않게 하는 것도 의료계에 일하는 사람들의 할 일이라고 생각하기 때문이다.

낚시 글에 속아 의료를 경험한 환자들은 치료와 의료에 대한 전반적인 불신을 갖는 경우가 많다. 그런 경험을 한 환자는 상담할 때도 더 까다롭게 질문을 하거나 그조차도 쉽게 결정을 하지 못하고 망설여 치료 시기를 놓치는 경우를 종종 볼 수 있다.

매출 상승에 효과가 있었던, 깨알 같은 마케팅 사례를 소개하고, 따라 하면 누구나 마케터가 될 수 있는 방법을 소개하려고 한다.

보이지 않는 마케팅

자리/ 터/장소/위치/몫(Place)

소매 서비스의 마케팅 불변의 법칙 중 으뜸은 병원의 위치를 들 수 있다. 그래서 모든 홍보에 압구정역 3번 출구, 석촌역 바로 앞 등 가깝고 편리한 교통시설과 위치설명은 빼놓지 않고 넣는다.

분명 몫이 좋은 건 의료 서비스에서도 유리한 조건을 선점하고 있음에는 틀림이 없다.

좋은 몫의 병원 자리를 찾는 것은 보물섬을 찾는 것만큼 어려운 일이 되었다. 그렇게 어려운 여건 속에서 좋은 자리를 선점하였음에도 그 자리의 몫만큼 재미를 보지 못하는 경우가 있다.

지금은 다른 치과로 바뀌었지만, A치과는 서초동 우성아파트 초입에 있었다. 강남역 7번 출구에서 뱅뱅사거리를 따라 걷다 보면 정면에 보이는 2층에 건물구조상 긴 간판과 창문 랩핑이 가능해 한눈에 볼 수 있었다. 그 주변은 상가와 학원 우성아파트가 있었고 그 주변 사무실은 나름 내실 있는 중견기업들이 많아 환자들의 가격 민감도가 낮아 상담하기 유리했다. 또 출입구가 건물 정면에 있어 진입로도 확보되어 있었다.

100m 안에 3개의 치과가 더 있었지만, 여러 가지 입지조건을 따져 보아서는 A치과가 단연 우위였지만, 매출결과는 저조했다. 지나친 긴축 경제를 위한 선택 진료가 문제였다.

스켈링과 레진필링을 주요 진료항목으로 진료하다 보니 스켈링과 레진필링 가격은 고가로 책정되고 환자의 진료선택 폭이 좁아졌다.

개원 6년 누적챠트 3,200여 번 환자의 재 내원율도 현저하게 적었다. 더 분발했다면 안정적인 결과를 볼 수 있는 자리였는데 안타까웠다.

반면 연세사랑의치과의 경우 신도시에 메인상가 골목을 벗어난 상가 4층이었다. 연세사랑의치과도 한눈에 치과가 보였지만, 치과 앞으로 공 터였기 때문에 시야가 확보된 경우다. 치과가 생기고 다세대 주택이 하나둘씩 생기기는 했지만, 소위 말하는 상권 좋은 곳은 아니다.

어려움을 극복하기 위해서 홈페이지를 개설하고 수면마취를 키워드로 사용했으며, X베너를 곳곳에 설치하고 무엇보다 가족적인 서비스를 해왔던 것이 입지적 조건을 극복한 주요한 요소이다. 병원에서 키우던 물고기(구피種)를 분양하고, 요양병원에서 치료받으러 온 환자를 배웅하거나 배려하는데도 불편해하거나 하지 않았다. 한 달에 두 명씩 국내 거주 외국인 치료를 도와주었는데, 그래서 그 단체에 관련된 내국인 환자도 고정 고객층으로 확보할 수 있었다.

내가 다니는 한의원도 봉천역 5번 출구에서 마을버스를 타고 학교 앞에서 내려 가파른 봉천동 고개를 올라가 아파트 입구에 있지만, 꽤 이른 일곱 시 예약인데도 환자들은 항상 많고, 기다리거나 하는 일에 불만을 얘기하기보다, 한의원을 오래 다니신 어떤 할머니는 내가 처음 진료받는 것을 눈치채시고는 내게 바지를 걷고 이쪽에서 앉아 기다리라고 설명해 주었고, 다른 중년의 아주머니는 바쁜 간호사를 도와 전화를 받아주기도 했다.

의료서비스는 고관여 상품이다. 때문에 거리나 위치의 영향을 다른 공산품에 비해서 덜 받는다. 그래도 자리는 한 번 선택하면 바꾸기도 어렵고, 변화를 주기에도 어려운 마케팅 요소이다.

인터넷이나 책을 찾아보면 좋은 자리에 대한 조언이 쏟아진다. 중개업자가 추천하고 장비업체에서 보증하는 자리라도 100% 신뢰할 수 없다. 직업의 특성상 그들은 거래에 대한 각자의 이익을 먼저 생각하기 때문에 일부만 참고를 하고 몇 개의 자리를 직접 가보고 주변을 탐문하는 것이 가장 좋은 방법인 것 같다.

성공적으로 병원이 안정된다면, 그 이익은 어느 정도 공동의 몫이 되지만, 실패했을 때의 리스크는 그대로 한 사람의 몫이 되기 때문이다.

지성이면 감천. 현재 폐업을 고려하는 병원 중에서 저평가된 병원을 만날 수 있는 행운의 주인공이 될 수도 있다.

가격인하의 유혹(Price)

개원을 준비하는 중이라면 가격인하에 대한 유혹은 누구나 어느 과의 진료를 하던 비보험 진료 항목이 많은 진료를 하는 과라면 피해갈 수 없는 고민일 것 같다.

　B플란트 유명네트워크의 시스템을 차용해 만든 B치과는 노인 환자가 대부분이었다. 임플란트 가격이 80~90만 원이었다.

　지점의 상담실장 연수를 받는 실장이 한 할머니를 상담하고 나와 짜증 섞인 말로 "자꾸 더 깎아 달라고 하기에 뼈 이식도 하셔야 한다고 해버렸어, 도대체 어디서 상담하고 왔기에 저래." 하며 신경질을 부렸다.

　싼 가격 때문에 내원하고도 더 깎아 달라고 졸라대니 치료계획에 있지도 않은 뼈 이식 비용을 청구했다는 얘기다.

　B치과는 임플란트 가격이 싸다고 소문이 나서 타치과에서 견적을 받고 온 환자들이 상담을 받으러 오는 경우가 많아서 본인의 속내를 감추는 성향이 있다는 얘기는 나에게 한 상태였다.

　하루는 점심시간 후에 신환예약이 5~6건이 몰려 있었다. 식사 중에 코디네이터 선생님이 "오후에 소개로 신환 잡혀 있으니까. 꼬이지 않게 일단 마취부터 하고 상담하도록 해." 장난으로 한 이야기지만, 당시 원내 사정을 단박에 알 수 있었다.

　수가를 낮추는 것으로 경쟁하려다 보니 업무탄력성을 높이기 위해 대부분의 경우 인센티브제를 실시한다. 가격이 저렴하다 보니 환자가 늘어나는 것은 당연하고, 여러 명을 시술해야 적은 마진율로 같은 수익을 얻을 수 있기 때문이다.

　그렇기 때문에 당연하게 직원 한명이 감당해야 할 업무는 늘어나고 충성도를 높이고 불만을 줄이기 위한 회유책으로 인센티브를 채택하다 보니 직원들 입에서는 욕보다 더 험한 말이 오고 간다.

　환자입장에서는 다른 치과보다는 적은 금액을 내기는 하지만 개인 지출 항목에서 봤을 땐 상당한 금액을 지출했기 때문에 여러 서비스에 대한 충족도 바라게 된다.

몇 개의 챠트에서는 단편 소설 분량의 클레임 내용이 빼곡하게 적혀있기도 하다.

다른 치과의 경우 4월 이벤트에서 90만 원 받던 국산 임플란트를 5월 이벤트에서는 80만 원을 받기로 했다. 당연하게 4월에 치료계획을 세운 환자들의 문의가 잇달았고 병원에서는 임플란트 종류가 다르다고 둘러댔다.

다른 경우 여름 방학 이후 5개월여간 새 교정환자가 없었다. 교정을 전문으로 하는 치과는 아니었지만, 한 달에 4번 있는 교정진료로 고정비가 지출되는 상황이라 원장님과 상의를 했다.

생각해 보겠다고 하신 원장님은 장치별 30만 원의 가격을 내리는 것이 어떻겠냐고 말씀하셨다. 교정상담을 받으러 왔다가 비용이 부담되니 생각해 보겠다고 뒤돌아 간 환자들이 있는 것도 아니고 교정에 대한 수요자체가 떨어져 있었기 때문에 근본적인 대안은 아닌 것 같다고 의견을 얘기했다. LED간판이나 기타 홍보 수단과 교정환자를 위한 프로세서를 강화하는 방법을 의논하고 싶었지만, 대화가 이어지지는 않았고 교정 수가는 표면적으로는 그대로지만, 실질적으로는 인하됐다.

업계 가격인하 정책이나 원내 가격인하는 경쟁을 부추기기만 할 뿐 업계나 원내를 발전시키지는 못하는 극약처방이다.

가치를 상승시켜 가격유지를 위한 처방을 사용한 후의 최후의 비책이 아닌 단박에 사용한 쉬운 선택이 아닐까?

나의 경우 2년 전에 라식 수술 비용으로 170만 원을 지출했다. 당시에도 90만 원까지 내려간 안과가 있었지만, 나는 내 선택에 만족하고 당시에는 돈이 조금 아까웠지만, 지금은 꽤 만족하고 잘 지내고 있다.

1,000원짜리 머리핀을 샀는데 날이 조금 덥다고 리본 이음새가 쉽게 떨어져 버리면 불만족 천원이 아까워지지만, 45,000원짜리 머리핀을 큰맘 먹고 샀는데 친구들이 예쁘다고 칭찬해 주고, 고장이 나도 쉽게 AS를 받아서 오래 쓸 수 있으면 만족이다.

병원의 경우 수가는 병원을 대표하는 원장과 병원 프로세서에 대한 강한 신뢰가 환자 가치척도의 제 1순위이다.

수가도 낮지 않고 시설이나 환자를 위한 프로세서가 미비한데도 끝까지 치료해 줄 것을 요구하거나 심지어는 의지하는 환자까지 보게 된다.

충성고객이 아니어도 여러 병원에 다녀 봤을 것이 확실함에도 다시 돌아와 치료하겠다고 하시는 분도 있다.

수가는 어림짐작으로 근처병원도 이렇게 하니까. 싼 병원보다 더 싸게 해서 광고 효과를 보겠다는 생각은 위험하다. 한번 낮게 책정한 수가는 회복하기 힘들고 이벤트는 마케팅 활동 중 광고를 위한 단기적 방편의 하나일 뿐 장기적인 효과를 기대하기 힘들기 때문에 이벤트를 중단했을 때는 갑작스런 매출하락으로 인해 이벤트 금단증상에 시달리게 된다.

금단증상은 이벤트 중독을 만들게 된다.

마진율이 떨어졌음에도 광고는 계속해야 하기 때문에 비용은 증가해 결국 악순환이 반복되게 된다.

가격은 철저한 타겟 분석과 자기 분석 환경분석을 토대로 적정하게 환자와의 약속을 끝까지 지킬 수 있는 수준으로 책정하고, 수가 수준에 맞는 프로세서를 설계하여 환자 각성을 예방해야 한다.

블루오션을 찾아(Product)

통신과 미디어의 결합, 서양음식과 한국 조리법의 결합, 국악과 힙합의 만남, 애플은 통신과 디자인을 결합시키고 이제 어느 영역이나 완전한 창조는 없다고 한다.

서로 다른 영역끼리 결합하는 형태로 새롭거나 편리함을 만들어 낸다. 최근에 양악수술, 노안, 라식수술 등 의료계의 새로운 시장을 만들어 가고 있지만, 소규모의 병원이 투자를 결정하기에는 그 규모가 부담스럽고 위험부담이 적지 않다.

비엔나의 성공한 한인 요리사로 유명한 김소희 셰프가 한 요리 서바이벌 프로그램에 나와 참가자에게 '고급 요리가 뭐 별거 있어, 큰 그릇에다가 음식 조금 담아주면 되지.'라는 이야기를 들으면서 마케팅이나 상품의 가치에 대한 이야기를 한마디로 표현한 것 같은 느낌을 받았다.

물론 김소희 셰프는 재료의 맛을 최대한 살리면서 신선함을 유지하는 음식으로 오스트리아에서 유명한 한식 요리사로 국내 매스컴에도 여러 번 소개된 명사이다. 그런 명사가 이런 얘기를 했던 건 음식의 맛이나 재료의 정직함을 무시하고 한 말이 아니다.

똑같이 만들더라도 누가 만들었고, 어떻게 결과를 담아 내느냐에 따라 그 가치는 달라진다는 뜻으로 한 이야기일 것이다.

중소규모의 병의원이라면 새로운 영역에 도전하기보다는 시스템과 프로세서를 결합하거나 진료와 서비스를 결합한 형태의 새로운 프로세서를 만들거나 패키지 형태의 의료상품을 구성하여 네이밍을 달리해 볼 것을 제안한다.

교정과 미백치료를 결합하거나, 치아성형과 미백치료를 결합한 형태의 상품은 많이 나와 있다.

위의 경우엔 상품과 상품의 결합으로 두 가지 모두의 시술을 원하는 환자의 경우 다소 할인된 느낌을 받을 수 있지만, 둘 중 한 가지를 치료를 원하는 환자는 추가비용의 부담감을 느낄 수도 있고, 최근에는 미백치료는 주요한 치료의 덤 치료화 되어가는 경향이 있다.

내가 라식수술을 받은 안과의 경우 시술 원장님의 네이밍 별로 수술비용을 다르게 책정했다. 종합병원의 특진과 같이 전담제를 통해 새로운 진료군을 형성한 경우인데 원장님이 한 분인 경우 이미 병원의 수가표에 진료비가 책정된 경우이기 때문에 차별화가 힘들다.

그런 경우엔 프로세서와의 결합을 시도해 볼 수 있다. 보증서를 통해서 보증기간과 보증 내용에 따른 진료구분을 할 수 있다. 보증서와 임플란트/보철/교정을 연결시킨 결합상품이 유행한 적이 있다. 한 임플란트 회사의 지원을 받아 8페이지 보증서를 기획한 적이 있었다. 직원들의 업무 단절과 지속적인 리콜이 성공의 관건이 된다.

보이는 손(Promotion)

프로모션은 앞에서 설계한 부분을 어떻게 현실 속에 구현할 것인지, 그 방법은 어떻게 평가할지를 결정하는 것이다.

프로모션 부분이 체감되는 마케팅 부분의 전부로 여겨지는 경우가 대부분인데 실제로 앞에서 살펴본 가격/장소/상품(3P)도 프로모션과 함께 마케팅 믹스의 한 요소이다. 3P 설계가 잘 되었다면 특별하게 활동을 하지 않고 버티기만 잘하면 성공할 수 있는 부분이 의료업이다.

그만큼 좋은 평판과 입소문이 중요한 업태 중 하나가 의료업이기 때문이다.

다만, 최근에는 경쟁요소가 많아지고 매체가 발달하면서 입소문에만 의지하고 진료를 하기에는 불안한 요소가 있다.

주요 내원 환자의 범위가 협소하고 병원이 목표한 성장과 매출액이 일정하다면 비용대비 효과 측정이 어려운 마케팅활동이 꼭 필요하지는 않다. 다만, 적은 비용으로 소소한 효과를 볼 수 있는 포털사이트 지역정보 등재와 블로그 관리를 추천한다.

예를 들어 서울>강서구>염창동>00치과로 태그를 설정하고 온라인 홍보대행 업체가 놓치고 있는 구체적인 지역명칭과 지형을 활용한 태그를 사용해 일정 시기에 한 번씩 포스팅을 해두는 것이 좋다.

포스팅에 한계를 느끼고 연예인 신변잡기나 여행 맛집 등을 소개하는 것은 오히려 역효과를 불러올 수 있으니 그런 허수는 쓰지 않기를 권한다.

만일 여러 주제의 포스팅을 할 계획이라면 원장이나 실장의 개인 블로그로 운영하며 치과 소식을 전해주는 형식을 취하는 것도 괜찮은 방법인데 고유의 브랜드로 인정받기엔 무리가 있다.

대행업체나 추가적인 인력선발 없이 운영해 볼 수 있는 이점이 있다.

병원에 지역 홍보 대행업체에서 전화가 간혹 온다. 00아파트 0단지 아파트 엘리베이터 거울 광고를 사용할 때 6개월 사용 건이나 아파트 관리비 청구서 지면광고, 마을버스, 공공기관, 줄 광고 등은 저렴하게 해볼 수 있는 광고방법이기는 하지만 효과가 거의 없다. 가치가 없으면 아무리 적은 비용이라도 지출을 하지 않는 것이 좋다. 막대한 비용이라도 장래 회수 가능하고 효과가 측정 가능하다면 과감한 선택을 해야 한다.

가끔은 B-Mind(고객의 입장에서 생각하는 힘)를 상실한 블로그나 카페 홈페이지를 보게 된다.

의료인을 위한 건지 환자를 위한 건지 환자에게는 무엇을 보라는 건지 가름하기가 어렵다. 예를 들어 따뜻한 의료진의 모임이라며 내부 회원의 정보공유와 지식전달을 위한 내용과 환자들에게 이렇게 따뜻한 활동을 하는 사람들이 하는 일과 그들이 일하는 병원을 소개하는 내용의 두 가지를 따로 운영하기를 추천한다.

그 이유는 철저하게 환자의 입장에서 동일한 사이트를 방문했을 때 내가 원하는 정보는 찾기 어렵고, 의료인들끼리 모여 서로 자랑하는 것처럼 느껴질 수 있기 때문이다.

좋은 뜻을 가지고 봉사를 하거나 학술회의나 세미나 직원교육 등을 별도의 시간과 비용을 들여 열심히 활동하는 모임이 많이 있는데 그런 모임들의 관리자가 B-Mind를 발휘하여 의료인들이 모여 하는 활동이 본인들만의 잔치가 아니라 환자를 위한 것임을 적극적으로 알려야 한다.

Promotion의 방법과 사례들의 본문에서 더 구체적으로 이야기하도록 한다.

브랜드를 선점하라(네이밍)

내가 치과에서 일하기 시작할 때만 해도 김00치과, 고00치과와 같이 원장님의 이름을 딴 치과가 대부분이었다. 또 지역이나 학교이름을 딴 치과 이름도 많았다. 몇 년 후에는 알파벳 이니셜로 감각적인 이미지를 어필하는 치과가 생겨나면서 임플란트가 호황을 누리며 00플란트가 많아지고 상업적인 치과 이미지를 거부하는 형용사를 차용한 이름이 생겨나기 시작했다.

여러 곳의 인터뷰를 다니며 느낀 것이지만 병원의 이름은 매출과 상관관계가 뚜렷하지는 않지만, 원장님들의 성향과는 일치한다는 것이다. 본인의 이름을 차용한 원장님은 보다 근엄하고 무거운 색채를 띠고, 지역을 차용한 원장님은 편안하고 알뜰한 경우가 많고 알파벳 이니셜을 차용한 경우에는 세련되고 차가운 느낌을 받는 경우가 많았다.

내가 장기 근속한 병원은 대부분 한 사랑, 사랑의.., 따뜻한, 즐거운으로 형용사를 차용한 병원들이다. 직원을 평가할 때 정해진 매뉴얼이나 규칙 대신 순간순간 환자에게 최선을 다하는 것을 중요하게 여기는 문화프로세서 개발에 사활을 걸지는 않았다.

영화 「효자동 이발사」에서 보면 어렵게 얻은 아이의 이름을 정하기 위해 성한모(송강호)는 작명소에 가서 아이가 잘되고 오래 사는 이름을 지어달라고 하여 성낙안이라는 이름을 짓는다.

그만큼 우리는 이름에 뜻과 희망을 담는다. 아들이 귀한 집에서는 종말이, 끝순이, 꼭지라고 딸의 이름을 지어 딸은 그만이라는 샤머니즘적 메시지를 강력하게 표현하는 것이다.

학교 이름을 차용하는 경우에는 전문적이고 학술적인 이미지를 받고 지역이름을 쓰는 경우에는 친근하고 편안한 이미지를 받으며, 알파벳 이니셜은 세련되고 도회적인 이미지를 00플란트는 임플란트를 많이 심거나 잘 심는 곳이라는 이미지를 받게 된다.

브랜드 구축이란 환자와의 첫 이미지를 계속적으로 유지관리하는 일이다. 그래서 임플란트하면 아!! 거기하고 떠오른다면 브랜드전략은 성공이다.

믿는 도끼에 발등이 찍히면 더 아프다. 00병원 잠실 인근에서 일하고 성남 쪽으로 귀가하는 샐러리맨들이 이용하는 버스정류장 앞에 위치해 있었다. 화요일 야간 진료 때면 피곤에 지친 직장인들이 치아 때문에 불편했는데 치과 이름에 끌려서 들어왔노라고 치료를 받는 경우가 종종 있었다. 그런 환자들을 따뜻하게 맞이하고 싶었다. 하지만, 현실은 화요일 야간진료는 교정진료까지 겹쳐 있어 환자들의 대기시간은 길어지는 경우가 많았다. 그래서 생각해낸 묘안이 저녁식사를 대신할 수 있는 무엇인가를 마련해 드리기 위해 처음에는 바나나를 준비했다. 환자들의 반응은 좋았지만 날파리가 생긴다는 소독 여사님의 민원으로 철수 쿠키와 음료를 준비했는데 처음에는 뚜껑이 있는 쟁반에 쿠키를 놓다가 환자들이 쉽게 못 꺼내 드시는 것 같아 낱개 포장된 쿠키를 준비하고 뚜껑은 뺏다.

친근함을 강조한 병원이름을 사용했다면 친근함을 극대화할 수 있는 모든 방법을 동원해 친근함을 예를 들어 차가움을 느끼는 색보다는 따뜻함을 느낄 수 있는 주황이나 노랑, 빨강색을 이용해 인테리어나 로고, 유니폼 등을 신경 쓰는 것이 브랜드의 일관성을 유지하는 것이다.

형용사를 차용한 병원이 늘어나면서 행복, 사랑, 좋은 등을 응용한 병원이 많아지고 있다. 환자들이 병원이름만 보고 선택하는 것은 아니지만 적어도 이름을 믿고 찾은 환자가 '이게 뭐야, 하나도 안 행복하잖아.'하고 각성을 일으키지 않도록 브랜드 이미지를 지켜야 한다.

가끔은 네이밍에 편승해 이름을 광고 요소로 이용하는 경우를 볼 수 있는데, 광고 추세에 따라 이름을 바꿔줘야 하는 일이 생기기 때문에 원하는 브랜드 이미지를 만드는데, 오랜 시간이 필요하다.

마케팅 따라하기

마케팅 어렵지 않아요.

마케팅 관련서적과 관련 블로그, 카페, 강연, 세미나 등 마케팅에 관련된 정보를 수집하고자 마음만 먹으면 A4용지로 셀 수 없는 양을 쉽게 구할 수 있다. 쉽게 실천하지 못하는 이유는 정보가 부족해서가 아니라 필요성을 못 느끼거나, 마케팅 말고도 할 일이 많거나, 필요성을 느끼지만 어떻게 시작해야 하는지 모르거나, 효과가 있을지 의심해서일 수도 있다.

마케팅과 다이어트를 비교해서 종종 설명할 때가 있다. 다이어트 방법 역시 마케팅에 대한 정보보다 더 다양하고 많다. 다이어트가 필요함에도 하지 못하는 이유도 필요성을 못 느끼거나, 다이어트 말고도 먹어야 할 것이 너무 많거나, 필요성을 느끼지만, 엄두가 안 나거나, 20kg 이상을 빼야 하는데 얼마나 효과가 있을지에 대한 의심부터 들게 된다. 신기하게도 다이어트는 비만인의 한 사람으로서 비만해 보이지 않는 사람들이 더 열심히 운동하고 음식도 가려 먹는다는 것이다. 마케팅 활동도 이미 충분하게 마케팅 활동을 하고 그 효과를 본 병원에서 더 많이 한다. 건강을 위해서 다이어트가 필요할 것 같은 사람 중에는 인생의 먹는 즐거움과 건강을 바꾸거나 다이어트를 결심하는 단계에서 머무르거나 다이어트를 시작했다가 쉽게 포기하거나, 단기간의 다이어트에 성공했다가 요요현상으로 힘들어하는 사람들 중 다이어트에 성공해서 몸매를 유지하는 사람들을 우리는 몸짱이라 쓰고 극기의 상징이라 읽는다.

요요 없는 다이어트의 표준은 꾸준한 운동과 식이 조절을 꼽는다. 유행하는 다이어트나 연예인 식단 무작정 따라하기, 약 주사요법 등은 단기적인 효과를 볼 수 있지만 결국 요요현상으로 더 많이 살이 찌게 되거나 우울증까지 경험하는 사람들이 적지 않다.

마케팅의 성공 요인으로도 나는 꾸준한 실천과 시스템 정비를 꼽는다. 신문광고는 반짝하는 광고 아이템이고, 키워드 광고는 직접적인 수요를 누릴 수는 있지만, 지속적인 지출이 이루어져야 하며 효과를 측정하기 불가능하고 광고를 중단했을 때 즉각적인 금단현상들이 나타난다. 일시적으로 매출향상에 도움이 되는 진료비할인 이벤트는 중독에 빠지기 쉽다. 적절한 마케팅 전략의 필요를 느꼈다면, 체계적이고 지속적인 전략으로 안정적인 시스템을 구축해 나가길 바란다. 이렇게 얘기하면 '말은 쉽지.'라고 반박하는 분들이 있을 수 있다.

이제부터 스스로 설계하는 지속적인 효과를 기대할 수 있는 저렴한 사례들을 소개하려고 한다.

주의할 점은 아무리 유명하고 훌륭한 트레이너의 트레이닝을 받더라도 실제로 **런닝머신 위해서 뛰어야 하는 사람은 트레이너가 아니다.**

아는 것과 하는 것은 많이 차이가 있다. 우리는 다이어트 방법을 몰라서 살을 못 빼는 것이 아니다. 다만, 시작하지 않을 뿐이다.

제공된 워크시트는 꼭 직접 작성해 볼 것을 간곡하게 부탁한다. 머릿속으로 알아도 생각한 것을 기록한 3%의 사람들이 나머지 97%가 버는 돈을 전부 합한 것보다 더 많은 돈을 번다는 연구결과가 있다. 내부에서 활용 가능한 자원을 총동원해 볼 것이다. 병원 안을 둘러보면 과거에 사용했던 화분, 쟁반, 오디오 등 하다가 중단한 자원이 어느 병원이나 꼭 있다. 병원을 옮기고 구석구석을 살펴볼 때 언젠가는 병원끼리 물물교환을 한다면 많은 자원을 아낄 수 있겠다고 생각되는 경우도 있다. 또 비중 있는 업무를 배정받고 싶어하는 유휴인력이 있다는 것이다.

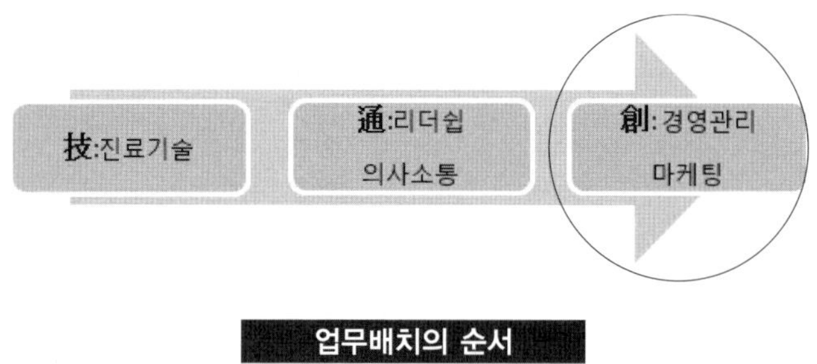

진료기술과 원내 소통을 원활하게 이해하고 있는 직원을 등용하여 좀 더 창의적이고 경영에 비중 있는 일을 시키면 병원 내부에서는 비용 절감의 효과를 볼 수 있고, 내부직원의 업무만족도를 향상시킬 수 있는 좋은 기회가 될 수 있다.

읽고 생각하고 행동하라

현장 읽기

새로운 환자에게 병원은 본격적인 진료에 들어가기 전에 진단하는 것처럼 마케팅도 현재 상황을 파악하는 것이 시작이다. 객관적으로 파악하는 것은 외부인력의 힘을 빌어야 가능하기 때문에 아래 4P 항목은 객관적인 입장에서 주관적인 생각을 진실하게 표시해 주면 된다.

세로 변은 주관적인 평가를 하는 것으로 각 항목에 스스로 생각하는 우리 병원의 위치나 접근에 해당하는 점수를 표시하면 된다. 암묵지는 잘하고 있는지, 못하고 있는지 판단하기 어려운 점수 영역이다. 암묵지 영역은 선택과 집중에 주요한 구간이 될 수 있으므로 신중하게 표시해 주기 바란다.

가로변의 **4P** 영역은 일반적인 항목을 정해 놓은 것이다. 장소와 가격의 경우 상대적인 평가가 주로 이루어질 것이고 각 항목은 병원의 경험이나 환경에 따라 변경이 가능하다. 가급적 각 항목에 일일이 답하는 것이 더 효과적이다.

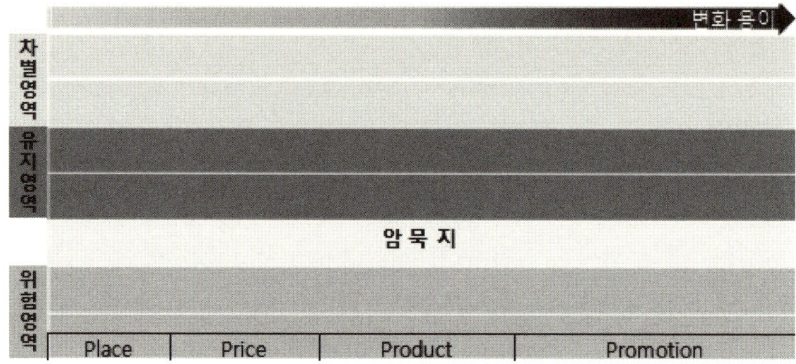

가로변의 우측으로 갈수록 비교적 적은 노력과 투자로 실행 가능한 마케팅 항목이다.

환경읽기

환자정보	개원 연도(년수)	
	누적환자수(챠트번호)	
	평균신환수	
	주요C.C	
	주요연령 대	
	내원경로	신환/소개/광고/가까워서
	하루 평균 진료수	

진료정보	스탭의 구성	
	체어타임	간편/중간/짧은편
	스탭의 진료 숙련도	매우좋음/좋음/보통/미숙
	평균 리콜 주기	일주일/2~3일/예약없음
	수가수준	높음/조금높음/보통/낮음(평균수가 비교)
	할인률	
환경정보	경쟁병원	
	주요경쟁 병원	
	주변 주거형태	
	특이사항 어려웠던 점이나, 특별하게 기억나는 점을 적습니다	

환경분석은 넓게 보면 정책의 결정이나 경기변화 등 고려해야 할 사항이 많지만 여기서는 병원을 중심으로 설계하도록 하자.

생각하기 (SWOT 분석)

읽기과정을 거치면 어느 정도 우리 병원의 모습이 머릿속에 그려졌을 것이다. SWOT분석은 읽기를 통해 얻은 정보를 가지고 스스로의 장점과 단점을 파악하는 과정이다.

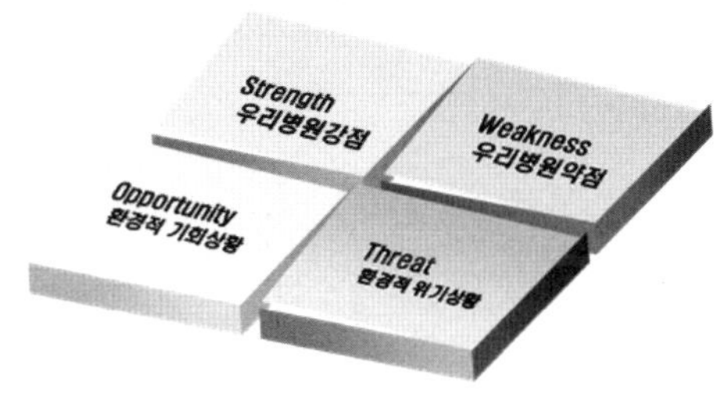

장점과 단점, 위기와 기회를 활용하여 마케팅 전략을 스스로 기획해 보도록 하자.

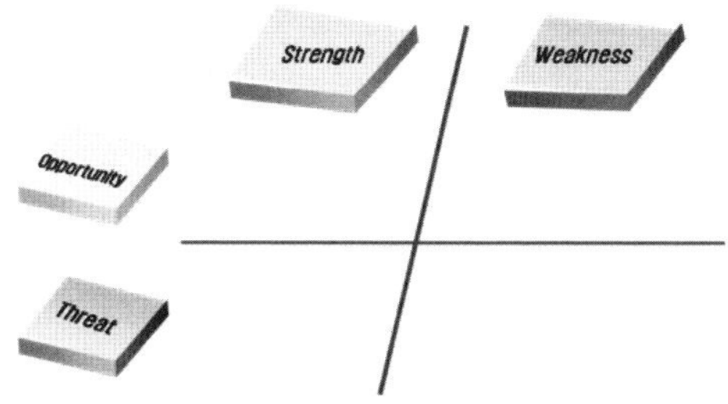

SO전략 – 기회로부터 이익을 얻기 위해 강점을 활용하는 전략

WO전략 – 약점을 극복하면서 기회를 살리는 전략

ST전략 – 위협을 회피하기 위해 강점을 활용하는 방법

WT전략 – 약점을 최소화하고 위협을 회피하는 전략

이제 네 장의 자료를 가지고 활용 가능한 자원의 양과 투자 가능한 비용과 시간을 고려하여 병원만의 실천리스트를 만들면 된다.

4P 진단표의 위험영역의 항목과 WT항목을 포기하고 유지영역에 있는 사항을 차별화 요소를 발전시킬지를 결정해야 하는 것이다.

예〉 ㅎ치과는 동네상권으로 주요 내원 환자가 초·중·고등학생과 노년층으로 친근함을 주요서비스 요소로 활용을 해 온 치과가 홈페이지를 오픈 해야 할까?

포인트〉 한때는 개원과 동시에 홈페이지 오픈하는 것이 유행처럼 번진 적이 있다. 그런 추세를 따라서 만든 홈페이지를 방문해 보면 제 역할을 하지

목표를 정할 것

자기 진단을 통해 얻은 결과는 이미 병원의 대표가 원하는 병원의 지향점을 어느 정도 내포하고 있다.

브랜드와의 일관성을 고려하거나, 병원의 비전이나 철학 등을 고려해서 목표를 정하는 경우가 있다.

또 구체적인 수치나 특화하고 싶은 진료에 필요한 목표를 세울 수 있고, 전체적인 유형을 강조할 수도 있다.

조직이 대형규모가 아니라면 목표는 구성원 모두 함께 정할 것을 권한다. 의사결정 과정에서 커뮤니케이션 잡음이 생기고 시간이 길어질 수는 있지만, 계획을 결정하는 것은 경영자의 일이지만 결정을 실천해 목표를 실현할 현장 인력은 구성원들이기 때문이다.

또 직원 중에는 경력에 따라 경험치가 다르기 때문에 계획과 목표에 둔감하거나 무지한 경우도 있다. 다양한 구성원이 모여 결승점을 향해 전력 질주하게 만들기 위해서는 탄탄한 팀워크가 뒷받침 되어야만 가능하다.

> 예〉 최근 교정진료를 시작하는 환자가 적어 고민인 경우
> '여름방학 기간에 교정시작 환자를 00 이상으로 한다.'라고
> 정했다면 단기 목표와 시간요소까지 고려하여 프로모션 항목에 힘을 실어
> 계획을 짜야 한다.
>
> 기타 예〉 00동에서 가장 친절한 병원이 되자.
> 직장인들이 치료받기 편한 병원이 되자.
> 8월은 매출 0000을 달성하자.
> 멸균 소독을 철저하게 하자.

장단기 계획을 세울 것

장년층 이상의 환자가 많다면 안마의자를 설치하는 것도 좋은 방법이지만, 안마의자를 놓기 위해서는 자금계획과 공간확보가 관건이다. 기존에 배치되어 있던 가구를 재배치하거나 빼내고 위치를 확보하는 일은 일손도 필요할 뿐 아니라 진료시간 중 설치하면 환자에게 불편을 초

래할 수도 있다. 장년층을 위해서 돋보기를 비치한다거나 활자가 큰 명함을 준비하고 주의사항도 큰 글씨로 만들어 놓는 것은 바로 해결할 수 있다.

앞에서도 말했지만, 마케팅은 조직에 이익이 되는 크고 작은 전사적인 노력이다. 거창하고 큰 프로젝트가 없이도 조직에 활기를 줄 수 있는 일은 많이 있다.

> **예〉** 의료관련 커뮤니티에서 질문이 올라왔다. "원장님께서 대기실에 다과를 준비하라고 하시는데 어떻게 해야 하나요. 치과에 사탕을 비치하는 것은 어린이 보호자들이 싫어 할 것 같고, 커피와 녹차는 있습니다."
>
> **포인트〉** 댓글로 달렸던 내용 중 커피머신을 설치한 치과가 많았다. 커피 머신은 사실 원두커피를 즐기는 사람이 아니라도 커피머신 자체로 도시적인 이미지를 줄 수 있는 장점이 있다.
> 다만, 주요 내원 환자층을 고려하고 머신을 설치하는 것은 장소와 급수의 문제를 고려해야 한다.
> 주요 내원 환자층을 고려해서 이달의 차를 놓아 볼 것, 낱개 포장 되어 있는 과자류를 마련할 것, 폴로를 대량 구매할 것.

병원의 무한 투자만 약속된다면 적용 가능한 아이템들은 무궁무진하다. 다만, 마케팅을 경영적으로 풀어본다면 투입량에 대한 산출량의 비율을 고려해야 한다.

생산성 = 산출량/투입량

빠르게 실천해서 단기적 평가가 가능한 항목을 우선순위에 두고 계획을 수립해야 한다.

단기 목표는 투입량이 적기 때문에 생산성이 적을 때 빠르게 대체할 수 있는 장점이 있지만, 단기적인 투자만을 지속적으로 투입할 경우 브랜드 가치가 모호해지거나, 사장되는 아이템과 자원들이 많아질 수 있다.

장기 목표는 브랜드 이미지를 부각시키는 큰 장점이 있지만, 프로세서의 단절로 인해 막대한 투자에도 불구하고 제 역할을 못하는 경우가 왕왕있다.

결과를 평가할 수 있을 때까지 계속하기

마케팅 계획이 사장되는 대표적인 경우는 의료업 본업에 충실해 업무 과중으로 사장되는 경우이다.

예〉 수가 차별화를 통한 매출상승과 고객관리 차원에서 VIP룸을 기획했다. 응접실과 안락의자 대형스크린까지 갖춘 VIP룸 설치를 위해 인테리어와 기자재 소품까지 꼼꼼히 준비하는데, 막대한 투자를 감행한 지 6개월 만에 VIP룸은 접견실 겸 휴게실화 되어 버렸다.

포인트〉 중소병원에서 VIP실을 운영하는 것은 VIP선정부터 신중해야 한다. 치료내용에 따른 것인지, 결제금액에 따른 분류인지 진료원장님에 따라서인지, 기준이 불명확한 상태에서 접수와 예약을 하는 병원 직원이 내용공유가 안 되거나 직원이 바뀌어서 프로세서 단절이 되어. VIP실의 용도가 변경되는 결과를 초래함.

위의 경우 이외에도 여름에 사용했던 아이스커피나 아이스티 한동안 대기실에 틀었던 오디오나 비디오 자료들 등 환자들에게 호응도가 떨어지니 이번 아이템은 빼도록 하자라는 평가와 의사결정에 의해서가 아니라, 업무과중이거나 업무태만에 의해서 점점 사라지는 형태로 결과가 나타나는 경우가 대부분이다.

이는 담당자의 교체가 프로세서 단절을 야기하는 경우와 함께 나타난다. 업무에 익숙하지 않은 직원으로 담당자가 바뀔 경우 정확한 매뉴얼로 업무가 인수인계되기보다는 구전에 의해 전해지다 보니. 제대로 된 전달을 받지 못한 이유와 전달을 받았음에도 업무적응 과정에서 축소되거나 소멸되는 경우가 있다.

계획에 따라 빠른 시간에 반응을 평가할 수 있는 경우가 있지만, 초기에 그 효과가 미미한 경우가 있는데, 장기적인 계획일 때 수요가 줄어들면 많은 비용을 투자한 계획이었더라도 점점 기억에서 사라지는 경우가 많다.

홈페이지, 블로그 운영이나 수면마취나 레이저진료 등 특화진료의 경우도 나타난다.

예〉 레이저가 치과 치료의 주요 방법으로 도입되던 시기 ㅁ치과는 중간 정도 가격대의 레이저를 구입했다. 처음에 레이저를 사용해 잇몸치료나 수술 후 치주조직 지혈 목적 등으로 제한적으로 사용하였으나, 환자들의 호응도 적고 장비관리의 번거로움으로 차차 사용 횟수가 줄어들어 현재는 거의 장식으로 사용되고 있음

포인트〉 레이저 한 대의 가격은 3,000만원 이었다. 첨단진료에 대한 이미지를 부각시키기 위해 새로운 컨셉으로 지속적으로 레이저를 포지션 시키

결과적으로는 실행에 대한 결과가 늦거나, 사장되는 아이템을 경험하
게 되면서 경영자의 마케팅 지원이 자연스럽게 줄어든다.

"옛날에 다 해봤다."가 되는 경우를 자주 본다.

따라서 마케팅 기획과 실행, 평가, 과정 중 어느 곳에서 잘못되었는지
결과를 명확하게 할 수 있어야 다음 기획에 반영하여 수정해 마케팅 전
과정을 완성시킬 수 있다.

적극적으로 알릴 것

가격할인이나 새로운 치료법을 도입하였거나 새로운 장비를 구비한
경우 광고나 홍보를 한다.

당연하게 생각하는 부분이라도 차별 영역에 속한 부분이 있다면, 작
고 사소하지만, 병원에 변화가 있는 부분을 적극적으로 알려라.

전사적인 노력으로 이루어낸 시스템이나 프로세서의 개발 등 눈에 쉽
게 띄지 않는 요소들도 얼마든지 광고의 요소가 될 수 있다. 또 광고의
수단도 다양한 매체나 전달 방식으로 가능하다.

소독 청결시간 알림 배너 설치. 환자들의 안전과 무결점 치료를 위한 배너를 설치해 알림과 홍보의 효과를 준다.
홈페이지 운영 중이라면 팝업 게시판을 올리고, 대청소 시간에 대한 SMS를 진료관련 메시지로 자연스럽게 보내는 구실이 될 수 있다.

위생과 소독을 철저하게 해야 하는 건 병원의 입장에서는 당연한 의무고 자신의 신체를 치료받으러 오는 환자에게는 당연한 권리처럼 여겨질지 모르지만, 소독에 관한 사항은 쉽게 눈에 띄지 않으며, 평가가 애매한 항목을 광고를 통해 보이는 마케팅 요소로 만드는 과정을 거치는 것이다.

개인 병원이라면 POP을 곳곳에 게재하는 것도 좋은 방법이 될 수 있다.

반드시 평가과정을 거칠 것

평가 과정을 거쳐야 하는 이유는 마케팅 프로세서의 폐지와 계속을 결정하는 이유도 있지만, 평가의 결과 좀 시기가 이른 경우로 결과가 나왔다면, 잠시 유보시키는 계획도 있기 때문이다.

타이밍이 있다.

예〉 D치과는 치과의 심미적 치료의 수요를 예측하고 피부미용과 함께 미백과 교정 치아성형을 진행하기 위해 피부미용과 관련된 기자재를 구비하고 인력을 선발했다. 치과에서 피부과 시술을 받는 것에 대한 인식과 홍보가 부족해 피부미용과 관련된 내용은 철수했다.

포인트〉 평가를 통해 환자의 인식이 부족하였다면 시차를 두고 다시 시도해볼 아이템이 될 것이다.
홍보가 부족했다면 그 영역의 투자를 결정할 수 있다.
완전 폐지를 결정하고 치과진료만 하고 있지만. 5~6년이 지난 현재는 치과와 피부과, 치과와 성형외과, 성형외과와 피부과를 결합한 형태의 병의원이 늘어나고 원스톱 진료가 가능해 지면서 환자들의 인식도 전문성이 떨어진다고 생각하지 않아 성행하고 있다.

평가과정이 없이 시나브로 사라지는 병원의 마케팅 요소가 많아질수록 마케팅이 '돈 잡아먹는 하마'로 여겨질 수 있다.

평가단계에서는 전문가의 자문을 구하는 것도 좋은 방법이다. 자체평가는 의사결정기구나 개인들이 모여서 하게 됨으로써 정확하게 판단하기보다는 인사상의 불이익이나 양심의 가책을 피하기 위해 외부환경요인만을 주요 원인으로 결론 내리기 쉽기 때문이다.

스스로 짜는 마케팅 전략

아는 것과 하는 것

다이어트는 여자들의 평생 숙제이다. 다이어트를 결심하면 대부분 다이어트 식품을 구입하고 휘트니스 회원에 가입하는 수순을 걷는다. 나의 경우는 이 두 가지는 이미 모두 해보았고 최근에 비만 잡는 저승사자로 유명한 트레이너의 책을 구입했다.

체지방을 효과적으로 분해하는 8주 프로그램은 지금도 내 책상에 그대로 있다.

핑계를 대자면 동작이 좀 특별해서 우스꽝스러워 보이고, 동작이라 역시 책으로 정확하게 따라 하기에는 어려움이 있고 결정적으로 운동 매트가 없어서 무리한 동작을 따라 하다가 부상의 위험이 있어서라고 책을 멀리하며 지낸다.

다이어트는 정보가 부족해서 못하는 것이 아니다. 다이어트는 책이 내 살을 빼 주는 것이 아니라 책을 보고 무던하게 따라 하는 내가 살을 빠지게 하는 것이다. 헬스장의 트레이너가 빼주는 것이 아니라 러닝머신 위를 달리는 나의 노력이 감량이라는 보상으로 나타나는 것이다.

병원 마케팅이나 광고도 마찬가지이다. 이미 학회나 세미나 보수교육 아니면 커뮤니티 사이트에서 이제 병원도 전문 경영인과 차별화된 브랜드 지속적인 환자관리 프로세서 등이 없으면 생존을 위협받는다는 내용을 접하고 알고는 있지만, 고민과 생각에 싸여만 있다가 스트레스를 받게 되는 것만으로 많은 노력을 한 것과 같은 착각을 느끼는 경우가 있다.

어제 했던 대로 하는 것이 세상에서 가장 쉬운 선택이다. 세미나에 나온 내용들은 대부분 희망적인 메시지를 전달하고 달콤한 이야기로 마무리한다. 그 이야기를 듣는 것만으로도 좋아지는 것 같이 느껴진다. 그래 내일 출근하면서부터 달라지리라 마음먹지만, 현실은 녹록하지 않다.

코치나 트레이너는 상대가 운동을 하게끔 도와주는 사람이다. 그렇게 하기 위해서는 때로는 협박과 회유도 하고 윽박질러가면서 살을 빼기를 원하는 사람에게 감량이라는 성취감을 맛보게 돕는다. 그래서 때로는 욕을 먹을지라도 말이다.

책 쓰기를 혼자 준비하면서 스스로에 대해 한계를 느끼기도 하고 임상에서 일어나는 일들과는 괴리되는 부분도 많아서 잠정적으로 쓰기를 중단한 적이 있었다.

정말 우연한 계기에 '돈이 되는 책 쓰기 교실'을 수강하게 됐다. 당담 교수는 스스로를 코치라고 명명하고 수강자들에게 책을 쓸 수 있도록 용기를 불어넣는 것이 아니라, 스스로 블로그든 일기장이 든 책이 될 글을 쓰게 만드는 악역을 맡는다고 했다.

매일 일간지를 보고 자신이 쓰려는 책과 관련된 칼럼을 베껴 쓰고 매주 화요일은 수시 과제가 있고 매주 금요일은 정해진 책을 읽고 책 쓰기와 관련된 감상문을 제출해야 했다. 주말이나 공휴일 일요일도 예외는 없었기 때문에 주말에 다른 스케줄이 잡히거나 해도 일찍 귀가해야 하는 번거로움과 대부분의 수강생이 현업을 가지고 있어 긴장을 늦추면 탈락자 명단에 오르거나 서정적인 글쓰기를 배울 거로 생각했던 사람들은 이해의 폭을 좁히지 못하고 자의 반 타의 반으로 탈락하게 되어

25명으로 시작한 글쓰기 과정은 5명만이 마칠 수가 있었다.

자신의 일에 10년 이상이 된 베테랑 직업인들이 본인의 일과 생활을 책으로 엮고 싶다는 열망으로 수강했지만, 개인이 소장하고 있는 정보를 가공해 다수의 정보로 만들어 내는 일, 말은 잘하지만 그걸 써 내려니 반 페이지도 못 쓰고 포기하는 그들은 다시 일상으로 돌아가 어제 했던 일을 하고 몇몇은 다른 루트를 통해 책을 내겠지만. 책 쓰기의 열망만으로는 아무것도 얻을 수 없다는 것이다.

강한 열망이 신호가 되어 내 성공을 돕는 시크릿보다, 지금부터 아주 사소한 마케팅들을 소개하려고 한다. 설득의 심리학의 '일관성의 원리'가 더 가까울 것 같다. 한번 시작한 일은 계속하게 된다는 원리이다.

'일관성의 원리'는 내가 상담할 때 주로 사용하는 이론이기도 하다. 임플란트 시술이 필요하지만, 비용 등의 이유로 치료를 미루는 분들에게 시술 전 치료인 잇몸치료나 충치치료 등을 먼저 받아볼 수 있도록 권하는 것이다.

누구나 실천 가능한 마케팅 전략부터 시작하려고 한다.

서랍을 비워라

직장을 옮기면 가장 먼저 하는 일이 각각의 수납장을 조사하는 일이다. 그러면 숨겨진 재화들이 쏟아진다. 치과의 경우 제약회사에서 받은 틀니세정제, 치약, 시린니치약 샘플, 구강위생용품들이 나오면 데스크로 모아 두었다. 필요하신 분들에게 나눠 드린다.

전단지를 제작하거나 기념품을 맞출 때도 항상 같이 할 계획은 소진 계획을 짜야 한다. 나눠주다 남은 개원기념 사은품, 이면지로 사용되는 전단지와 메모지, 줄어들지 않는 주의사항, 설명서 등 잠자고 있는 자원들을 발굴하는 일부터 시작한다.

그런 작업을 하다 보면 의외의 소득을 얻을 때도 있다. 쓸만한 바나파일을 찾거나 세미나에서 받아 두었던 레진이나 임프레션 러버 등 치과 재료를 찾는 재미를 느낄 수 있다.

ㅁ 네트워크치과는 본사에서 포스터나 기념품, 쇼핑백을 구입해 사용하고 있었다. 당시는 겨울이었는데 무릎담요를 사은품으로 나눠주고 있었다. 서랍에는 개원 초기 나눠주었던 휴대전화 클리너와 아이들을 위한 미니카가 있었다. 무릎담요는 초겨울에 나눠주는 것이 효과적이다.

'신환 중 전체 치료 동의를 한 환자에게' 배포하라는 지시를 받았다고 했다. 1월 중순이었기 때문에 보름에서 길어야 한 달이면 무릎담요의 효용 가치는 떨어진다. 무릎담요는 휴대전화 클리너와 다르게 부피가 크기 때문에 병원 내 대부분의 수납공간은 온통 분홍색 무릎담요로 채워져 있었다.

동생과 같이 온 형이 대기실에서 무료하게 있어서 미니카를 색별로 꺼내 고르라고 하는 찰나에 원장님이 '한 개씩만 줘!!'라고 하며 지나가셨다. 물론 나는 한 개만을 줄 생각이었고 다만 스스로 고를 수 있는 기회를 주려고 했을 뿐이다.

무릎담요나 미니카 휴대전화 클리너는 유통기한이 있어서 빨리 소진해야 하는 품목은 아니다. 사은품을 제작한 목적이 우리 병원을 찾아준 환자에게 고마움의 표시로 주는 이유도 있다.

다만, 사은품으로 구전효과를 누릴 수 있다. 무릎담요를 사용하는 환자의 주변 사람들이 '어!! 요즘은 치과에서 이런 것도 주네.'라는 이야기를 들었다면 무릎담요의 소임을 다한 것이다. 명품쇼핑백은 실제로 인터넷에 적지 않은 가격에 판매된다. 그건 쇼핑백도 소비자에게 좋은 광고 효과를 줄 수 있다는 증거가 된다. 환자들이 무의식중에 들고 다니는 쇼핑백은 이동하는 광고판이 되는 것이다. 환자들이 알아서 광고를 해주는데 환자에게도 쇼핑백 사용을 제한하거나, 직원들에게는 쇼핑백 사용금지령을 내린다. 환자나 직원이나 밖에서 사람들이 보기에는 다 같이 병원 쇼핑백을 든 사람이다.

다른 경우 100만 원의 치료를 약속한 환자에게 사은품을 주었다면, 환자는 사은품을 100만 원에 대한 보상의 일부로 여기기가 쉽다. 만약 검진만을 한 환자에게 사은품을 준다면 환자는 같은 사은품을 받았지만 고가의 치료를 받은 환자와 다른 고마움을 느낀다.

그 겨울은 유난히도 눈이 많이 내렸는데 남자환자가 신경치료 중이었다. 약속된 날짜를 훨씬 지나 내원한 환자는 득남했고, 이것저것 해야 할 일들이 많아서 내원하기 힘들었다고 했다. 신경치료 후 보철치료는 집 근처에서 치료받아야 할 것 같다는 환자에게 나는 무릎담요와 미니카를 쇼핑백에 넣어 드렸다. 병원의 수익만 생각하면 치료과정은 힘든 것에 비해 상대적으로 치료비는 저렴한 치료를 더 잘 받을 수 있는 병원의 환대에 환자는 어떤 마음을 가질까? 직장 동료들에게는 우리 병원을 어떻게 소개할까

꽃에는 꽃말이 있듯이 선물에도 의미가 있다. 최근 참치 광고에 참치 ⇒ 바다의 왕자 ⇒ 내가 왕자 하는 식으로 연상하는 장면이 나온다. 겨

울에 첫 아들을 얻은 아빠가 무릎담요와 아이의 장난감을 선물 받았다면 그 선물의 경제적 가치를 환산하기보다는 담요의 따뜻함을 느꼈을 것이라고 해석하는 것은 나만의 오버액션일까?

또 하나 주의해야 할 것은 선물에도 유행이 있다. 휴대전화 클리너는 한동안 유행했던 아이템이었지만, 최근에는 잘 사용하지 않아 선물리스트에서도 제외됐다.

그럼 서랍 속의 클리너는 본연의 소임을 다하지 못하고 서랍에서 생을 마감해야 하는 천덕꾸러기로 전락하고 마는 것이다. 클리너는 환자의 휴대전화에서 병원 예약문자를 받았을 때 병원을 더 오래 기억하게 하는 역할을 다했을 때 본연의 의무를 다하는 것이라 할 수 있다.

ㅈ치과는 시린이에 쓰는 치약 시제품이 있었다. 양이 많지는 않았지만, 치약은 유통기한이 있었다. 필요한 환자들이 알아서 집어갈 수 있도록 대기실에 비치했다. 집에 가져간 물건이 유통기한이 지나면 사용을 하는 건 환자가 선택할 문제지만 병원에서 유통기한이 지난 물건을 나눠 주어서는 안 된다.

묵혀놓은 홈페이지나 블로그도 유지할지 폐지할지 결정하자. 최근 방문자 수를 통계 내고 최소 1~2달에 한 번 새로운 내용이 업데이트 되지 않으면 과감하게 폐지를 고려해 보기를 권한다. 관리된 흔적이 없는 홈페이지를 볼 때, 병원 홈페이지뿐만 아니라 일반 유통이나 제조업 홈페이지를 포함해서 회사를 잘 운영하고 있을 거라는 생각을 하기 어렵다. 현업이 바빠서 홈페이지 관리는 어려운가 보다라고 생각되기보다는 이런 것도 못하는 데 무슨 일을 제대로 하겠어라는 생각으로 병원에 대한 기대감이 없어진다.

요즘은 잘 비우는 것이 사회적인 화두이다. 병원 구석구석 쌓여 있는 자원들을 발굴해 반짝반짝 빛나는 아이템으로 만들어 내자.

활용 가능한 자원을 발굴하라

블랙보드를 병원 안내나 이벤트 알림판으로 많이 사용한다. 병원뿐만 아니라 여러 식당이나 미용실, 술집 등에서도 이용되고 있는데, 나는 블랙보드의 글을 유심히 보는 습관이 있다. 오자가 있지는 않은지 소비자의 입장에서 썼는지 등 여러 가지를 살펴보며 업소의 분위기를 유추하고는 한다. 그중에서 가장 유심히 보는 것이 글씨체와 색의 사용 등 블랙보드를 꾸미는 센스가 가장 먼저 눈에 들어온다. 안내 보드는 일반 글씨와는 다르게 정자체로 또박또박 쓴 글씨보다, 유아스럽거나 장난스런 글씨체와 다채로운 색채가 눈길을 끈다.

블랙보드를 구입하기는 했지만, 글씨 쓰기에는 곰손인 나는 고민에 휩싸여 있었는데, 평소에 묵묵하게 진료를 보던 선생님이 자신이 써 보겠노라고 하고 꾸미기 시작했는데 '바캉스 대비 치아미백 프로그램'을 실감 나게 표현해 주어서 흡족했다. 매운 떡볶이 한 접시로 보상하기에는 미안한 훌륭한 솜씨였다.

평소에 공부하기는 너무 싫은데 손으로 무언가 꼼지락거리면서 만들어 내는 것은 잘하고 싶고 잘할 수 있다고 했다. 직원의 숨은 재능을 알게 된 나도 기뻤지만, 스스로 병원에 기여하였다고 느낀 선생님도 성취감을 느끼며 좋아했다.

바캉스철이 지나 보드의 내용을 바꿔야 할 때, 선생님은 열심히 했고 나는 선생님이 업무에 집중할 수 있도록 기꺼이 진료실 일을 도왔다.

직원들의 숨은 재능을 발굴하는 것 뿐만 아니라 병원에 우호적인 감정을 가지고 병원이 잘되기를 바라는 지원군들도 병원 주변에는 많이 있다.

병원살림이 하나 둘씩 늘어나면서 사용하고 있던 창고가 넘쳐서 비품들이 엑스레이 실이며 복도로 나오기 시작해 대책을 논의하던 중 창고에 선반을 다는 것으로 결정했다. 기공물 정리카트로 사용하던 서랍장이 너무 낮아 직원들이 기공물 장부에 내용을 적을 때 무릎을 완전히 굽혀야 하는 불편함이 있었다. 또 수납공간이 부족해 기공물이 여기저기 꺼내져 있는 모습이 자주 관찰되었다.

창고에 선반을 놓는 일과 수납공간을 늘린 모바일 카를 다시 짜는 일은 목공을 업으로 하는 사람들은 잔손질이 많이 가고 비용을 많이 책정할 수 없는 일이라 하려고 들지 않았다. 때마침 학교를 졸업하고 가구일을 시작한 조카가 떠올랐다. 선반 작업과 모바일카 맞춤 설치까지 실비로 작업을 진행할 수 있었다.

『부자 아빠 가난한 아빠』의 저자 로버트 기요사키는 부자가 되는 것을 누군가(무엇인가) 나를 위해 스스로 일하도록 만드는 것이라고 했다. 개인병원의 경우 '흥하면 내 것, 망해도 내 것'이라고 여기고 비 개방적인 경영철학으로 무장한 경우를 볼 수 있다.

주변을 돌아보면 나를 응원하고 나를 도우려고 기다리는 사람들이 얼마든지 많다. 병원이 잘 되야 내 이력이 빛난다고 생각하고 열심히 일하는 직원이 내 자식이나 내 친구가 잘 되야 자신이 더 빛난다는 생각을 하고 열린 마음으로 기다리는 자원을 충분히 활용하고 확실하게 보상하자.

사소한 것부터 시작하기

내가 라식수술을 받은 안과는 시설과 프로세서면에서 여러 원장님이나 병원의 밴치마킹의 대상이 되는 병원이다. 카페형 대기 공간과 개인 수납장 회원카드로 이루어지는 접수, 업무, 예약안내나 위치를 알려주는 것 등의 안내 메시지도 자동으로 이루어져 예약시간을 잊어버릴려야 잊어버릴 수 없다.

안과 진료를 기다리며 눈에 보이는 시스템만 어림잡아 금전으로 환산해 본다. 전산시스템 구축과 자동화 기기, 포스시스템 등등 부러운 프로세서이기는 하지만 설치하고 유지하기 위한 노력 또한 만만치 않을 것이다.

앞에서 도출한 내용을 토대로 실천 가능하고 비용대비 효과적인 방법을 나열해 보자.

컬러 프린터를 사용할 것을 권한다. 요즘 컬러 프린터 사용 안 하는 곳도 있나 의아하게 여길 테지만, ㅅ치과는 개인병원 규모로는 큰 편이었지만, 데스크 메인 프린터는 흑백을 사용했다.

레이저프린터나 잉크 프린터도 컬러는 기기 값과 잉크/토너의 유지비용이 만만치 않은 것이 사실이다. 그래도 컬러 프린터를 사용하는 것은 그만큼의 효용가치가 높다. 흑백 안내문은 알리고자 하는 사실만을 알릴 수는 있지만, 생동감과 병원의 브랜드를 표현하기는 역부족이다.

또한, 병원 내 프린터 물의 사용 범위는 많다. 주차장 안내표지판, 휴일 안내 등 안내문, 신환접수용지, 시술 후 주의 사항, 직원 교육자료, 치료 후기 안내 책자 만들기 등 그 모든 내용이 다 흑백이라면 대기실

분위기가 얼마나 어두울까?

　신환접수용지의 경우 할 말이 많다. 보험진료가 많은 의원의 경우 신환접수 용지를 굉장히 옹색하게 만들어 사용하는 경우를 많이 본다. A4용지를 16등 분해 눈이 좋지 않은 노인은 보이지도 않는 크기로 만들어 쓰거나, 스프링 노트를 이용해 칸을 그려 사용하는 경우도 있고, 신환접수용지는 병원과 환자가 소통하는 첫 번째, 커뮤니케이션 방법인데 그 소중한 순간에 내미는 종이 한 장이 병원 쪽에서 생각하면 보험 프로그램 작성에 필요한 인적사항이지만 환자 입장에서는 자신의 정보를 병원에 제공하는 시작점이 된다. 내 정보가 누덕누덕한 노트로 관리되거나, 함부로 취급된다는 인상을 받는다.

예 1)

성　함　:
주민번호 :
집전화　:
(핸드폰 연락이 안 되는 경우가 있습니다.^^)
핸드폰　:
주　소　:

예 2〉

성 함		주민번호	–
집전화		휴대전화	
주 소			
가장 불편한 곳은			

유인물 형식으로 제작되어 판매하는 것도 많이 있지만, 자체 제작을 할 경우에 칸을 그려 구획을 명확하게 해주고 주요 불편한 사항 정도는 물어봐 주어야 환자가 내가 벌써부터 관심 받고 있구나 하고 경계심의 빗장을 좀 풀 것이다.

위의 경우 병원의 로고나 병원이름을 컬러로 삽입하고, 개인 인적 사항 수집 동의서와 기왕력과 같은 사항을 첨가해 한 장짜리 접수증을 만들어 볼 수도 있다.

물론 접수를 받다 보면 귀찮게 뭐 이런 걸 다 적느냐며 불만을 표시하는 환자도 있지만, 의료진에게 정확한 정보를 전달하기 위해 정성껏 답해주시는 환자가 더 많다.

개인적으로 접근할 것이다. 사귀어야 한다는 의미를 이야기하는 것이 아니다. 환자를 위한 모든 마케팅적인 요소를 타겟팅하고 차별화하는 것이 좋다. 앞에서 예를 든 것 같은 신환기록지도 다른 사람이 적은 종이를 사용해 적게 하기보다는 개인적인 공간을 활용해 적을 수 있도록 배려하는 것이 좋다.

O네트워크 치과는 그 당시에만 해도 흔하지 않게 대기실에 냉장고가 있었다. 신기해서 열어 보았는데 성에가 잔뜩 껴 있는 건 관리 소홀이지만, 놀랐던 건 PET병 상태로 비치되어 있던 주스병이다. 종이컵이 있으나 환자가 직접 따라 마시기엔 거추장스럽게 되어 있었다. 그래서 환자들의 이용이 줄어들어 방치하면 병 입구에 주스 내용물이 눌어붙어 오히려 위생을 의심받는 상황이 생긴다. 혹자는 '없는 것보다는 좋지 뭐'라고 이야기할 수도 있지만, 리셉션 직원의 노동력이 투입되고, 비용이 들어갔지만, 효과는 반감될 수 있는 방법이다.

광화문의 ㅅ치과는 편의점에나 있을 법한 투명유리의 대형냉장고를 설치 안이 훤히 보이는 냉장고에 시중에서 판매하는 음료수가 비치되어 있다.

ㅇ치과는 겨울에 방문하고 ㅅ치과는 여름에 방문해 더 기억에 남는지는 모르겠지만, ㅅ치과도 리셉션 인력의 업무를 쪼개서 개별적으로 권해 드리고 직접 입맛에 맞는 음료를 가져다 드리는 것이 더 바람직하다. 몇 개씩 집어가는 환자가 있지만, 번거롭고 멋쩍어서 식음을 포기하는 환자의 경우도 있기 때문이다.

개별적인 것이 더 효과적인 예는 또 있다. 치과의 경우 치료의 종류에 따라 체어에 오랫동안 누워있는 경우가 많다. 목 베개를 사용하는 경우도 많지만, 높이가 낮은 라텍스 짱구 베개를 추천한다. 업무의 효율을 위해서는 체어에 연결하는 방법을 채택할 수 있지만, 진료실 미관을 흐트리는 이유도 있지만, 치료를 시작하기 전이나, 치료 중 환자가 불편해하는 시점에 '불편하실 것 같아!'서와 같은 멘트와 함께 '고개 살짝 들어 보세요.'라고 이야기하고 베개를 환자에 맞춰 받쳐주는 것에 더 호응도가 높다. 나를 생각해 주는구나 하고 느낄 수 있게 사용하는 것이다.

'이기심에 호소하라.'라는 마케팅법칙이 있다. 광고에서 그/그녀보다는 너/당신/내 자녀/내 집이라는 표현을 더 즐겨 사용하는 이유다.

오랫동안 영업업무를 주로 해오던 초등학교 동창은 동창생들에게 회사 판촉물을 나눠주는 데에도 일일이 나눠주어 그 이유를 물어보았더니, 개별적으로 만나 이 조건은 고객님에게만 특별하게 제시하는 조건이라고 말한다고 했다. 그게 습관이 되어서 그랬는가 보다 하고 웃어넘겼다.

환자에게 권하는 행동은 마케팅 정책을 적극적으로 홍보하는 효과도 누릴 수 있다. 이것 좀 드셔 보세요. '환자께서 보내주신 귤이 정말 맛있는데 좀 드실래요.' '앞으로 10분 정도 소요되시는 데, 베개 좀 받쳐 드릴까요.' '치마 입고 오셔서 불편하실 텐데 무릎담요 좀 덮어 드리겠습니다.' 등 이야기를 만들 수 있다.

새로 도입한 기계장비나 재료를 치료로 연결할 수 있는 자연스러운 계기를 마련할 수 있어 병원 매출에도 도움이 된다. 치아미백 기계를 구입했다면 구입처에서 제공하는 배너를 치과입구나 치과 내 한 귀퉁이에 세워 두는 것 매스커뮤니케이션이 될 것이지만, 치아 색 보철치료를 받는 환자에게 개별적으로 설명하는 것이다.

적극적으로 알릴 때는 직원들을 활용하자. 진료 프로세서 설계를 잘하고도 적극적으로 알리는 것에서 소극적인 태도를 보이는 경우가 있다. '꼭 그렇게까지 해야 하는 거야' '손발이 오글거리는 데' 무뚝뚝한 남자가 연인

에게 이벤트를 할 때처럼 멋쩍어한다. 저자도 애교가 없기로는 업계 일

인자를 다툴 정도로 없지만, 환자에게만은 예외이다. 친척들이 모인 자

리에서 하루에 세 마디도 안 할 것 같은 나지만, 환자에게 선의를 베풀

고, 정확한 정보와 지식을 전달한다고 생각하면 망설일 이유가 없었다.

그렇다고 비음을 과도하게 사용하거나 혀 짧은소리를 주로 애용하지는

않는다.

앞에서 작성한 치과의 강점과 약점 규모와 동원 가능한 자원을 고려

하여 내부직원을 선발하는 경우도 있을 수 있고, 외주업체에 맡기거나

인터넷 활용 등 여러 가지 대안이 있을 수 있겠지만, 외부에서 이루어지

고 있는 광고/홍보 활동을 내부직원에게도 알려서 통일된 광고전략을

구사하고 외부 광고로 유입된 환자에 대한 정보와 규모를 예측하여 진

료프로세서에 반영할 수 있어야 환자 각성을 예방할 수 있다.

컬러프린터가 준비되었다면 자체에서 홍보 책자나 POP물을 제작할

수 있다. 보통의 인쇄용지를 사용할 수도 있지만, 미백이나 치아성형

을 한 환자의 사진, 피부과나 성형외과의 경우처럼 치료 후 효과를 최

대한 살려야 할 경우 인화지를 구입하여 사용한다. 요즘은 포토 프린

터를 사용하는 경우도 많이 있지만, 사진의 크기를 조정할 수 있는 것

이 프린터의 장점이고, 인화지를 사용할 경우 별도로 포토프린터를 구

입하지 않을 수 있어 경제적이다.

치과에서 제작해 본 결과 임플란트의 설명이나 시술 과정보다는 비슷

한 사례끼리 묶어 병원의 시술 기록일지 형식으로 업데이트 시키는 것

이 효과적이다. 시술 설명은 인터넷 등에서 쉽게 얻을 수 있는 정보와

중복되는 경우가 있고, 시술 과정은 출혈 등의 부정적인 요소를 동반하

는 경우가 있기 때문에 시술과정을 전반적으로 설명하는 경우는 오히려

환자의 불안감을 부추기는 경우가 많다.

제목은 환자의 단어로 정한다. 예를 들어 '치경부마모증'보다는 '시린이의 원인은 무엇일까'라고 하고 시린이의 원인과 경과 치료법 등을 단계적으로 설명한다. 병원 측에서 얻고자 하는 것은 시린이의 원인에 대한 정보전달이 아니라 치료법을 알리고 진료로 이어질 수 있게 설계되어야 한다.

문자메시지는 예약시간 안내나 리콜 시기를 알리기에 저렴하고 빠른 방법의 하나로 많이 이용되고 있는 전달방식의 하나이다. 병원에서 정기적으로 오는 문자메시지가 스팸메시지화 되는 이유는 환자에게는 '병원에서 오란다.' 또는 '병원에서 돈 달란다.'로 느껴지기 때문이다. "00님 풍성한 한가위 맞으시고 항상 건강하세요. 00병원" 메시지는 진료과목의 병원을 불문하고 명절전이면 비슷한 문자 몇 통씩을 받게 된다.

병원 입장에서는 명절 전에 발송되는 메시지는 안부문자 형식의 광고목적의 마케팅 활동이다. 위 메시지는 지나치게 평범해서 그 속내를 쉽게 들켜버려서 다른 메시지 속에 묻혀 버린다. "00병원 휴진 안내 9월 21일~23일까지는 명절 연휴로 휴진입니다. 건강하고 행복한 명절 보내세요." 명절 전·후면 진료 여부를 묻는 문의전화가 많이 온다. 그런 궁금증을 해결하는 동시에 병원 홍보목적을 달성할 수 있다.

비보험 진료과목이 많은 병원에서는 말하기를 중간관리자의 덕목 중 중요한 요소인데 이제는 쓰기도 중요하다.

'접수시 신분증을 제시해 주세요.'와 '접수시 신분증을 제시해 주시면 더 빨리 진료를 받으실 수 있습니다.'라는 같은 결과를 얻게 되지만, 환자가 느끼기에는 다른 느낌을 받을 수 있다.

문자 메시지에 대해서 이야기하고 있는데요. 진료서비스체계라고 내놓고 자랑할 수도 투자도 미미한 경우의 일화를 소개하려고 한다. K치과는 레진 필링이 주요 진료술식이라서 진료비도 업계평균보다 50% 고가였다. 환자 한 분 한 분에게 문자를 보내는 것을 마케팅의 전부로 알고 열심히 알리던 중 치과 근처에서 일하는 여자 환자가 내원하여 충치 치료를 마저 받고 싶다고 했다. 레진필링 2개를 받고 결재 중이던 환자가 갑자기 '행중인 충치가 뭐예요'라고 물으셨다. '예?? 아!! 진행 중인 충치로….' 정지 충치와 진행 충치를 설명하고 아마 글자 하나가 탈자 되어 그렇게 보신 것 같다고 설명했다.

진행 중인 충치=>행중인 충치로 바뀌어서 환자에게 걱정을 드린 모양이다. 보통 "00님 진행 중인 충치가 있으시니 꼭 치료받으셔야 합니다. 충치는 통증과 발치의 원인이 됩니다. 00치과" 메시지를 작성해 보내다 생긴 긍정의 결과이다.

문자 메시지는 저비용으로 간단하게 시행할 수 있는 유용한 아이템이다. 마케팅 비용은 앞에서 작성한 병원의 목표 매출액과 평균 매출액을 감안하여 1/100 정도로 **적게 시작한다.**

물론 개원 초기에는 예외로 한다. 브랜드 구축이나 인지도 향상을 위해 시스템 구축과 광고/홍보 예산을 책정해야 하는 개원 초기는 자본금과 경영 목표를 감안하여 책정한다.

마케팅 비용을 책정하는 것은 개인병원의 경우 원장의 성향에 따라 극명하게 나뉜다. 광고에 사활을 걸고 과하게 책정하는 경우와 열심히 진료하는 것이 곧 근본적인 홍보라 여기고 묵묵히 일하는 스타일 경우이다.

예를 들어 평균 매출이 4,000~5,000만원 정도의 개인 치과라면 한 달 40~50만 원이라는 금액이 책정된다. 50만 원은 개인 병원에서 큰 비중을 차지하는 금액일 수 있다.

다만, 앞에서 이야기했듯이 마케팅은 전사적인 영업활동이라고 정의했다.

그렇다면 마케팅 개념을 확대하여 병원 내 자체 안내책자를 만들기 위해서 흑백프린트를 컬러프린트로 교체를 했다면 이것도 마케팅 비용으로 책정할 수 있다. 물론 병원 세무관계상 소모품/비품 비용으로 계상될지라도, 마케팅을 위해 투자한 금액으로 간주한다.

블랙보드를 구입하거나 병원 내 안내책자를 만들기 위해서 야근한 직원들을 위한 수당이나 야식비용도 마케팅비용으로 책정하고 점진적으로 실천하는 것이다.

도입 초기에는 금액 전부를 사용해도 부족한 경우가 발생하겠지만, 해당 월에 책정된 금액 한도 내에서 계획을 세우는 것이 포인트다. 우선순위를 정해 사용하고 초과 되는 비용이 필요한 경우엔 장기계획으로 해결하는 것이다. 그렇게 진행하다 보면 병원마다 다르겠지만, 일정시점이 지나면 비용이 점차 줄어들어, 소모품만 충당하면 되는 시점이 온다. 차의 종류를 바꾼다거나 잉크를 교체하는 비용과 같은 지출만 하면 된다.

사소한 것부터 시작해라! 와 **개인적으로 접근하라**가 결합한다면, 일단 사은품이나 기념품 등의 대량구매는 고려해 볼만한 사항이다. 신규 환자가 많고 고정 고객층이 적다면 대량구매도 좋지만, 신규환자보다는 기존환자와 소개환자의 비율이 높다면 소품종 대량구매보다는 다품종 소량구매를 하는 것이 더 효과적이다. 카페인을 좋아하지 않는 노인환자에게는 디카페인 커피나 차 종류를 선물하고 치아미백 주의사항에는 커피, 녹차를 피하라고 하는데 대부분의 치과에는 믹스커피와 녹차가 주로 비치되어 있으니 그들을 위한 특별한 음료나 식단표를 만들어 제공한다. 그렇게 시작된 것이 CRM이다. 환자와 관련된 모든 사항을 데이터베이스화시켜 부지불식간에 제공하는 것이다. 세계적인 호텔 체인업체들이 주로 사용하는 마케팅의 한 종류이다. 딱딱한 베개를 좋아하는 고객에게는 세계 어느 지점에 묵더라도 딱딱한 베개를 준비하는 것이다.

생각만으로는 머리 아프고 절대 불가능할 것 같지만, 활용 가능한 자원을 개발해 직원들에게 일임하면 효과를 극대화하면서 직원의 직무만족도와 함께 진료서비스를 극대화할 수 있는 최고의 방법이다.

이러한 마케팅 전략은 잠재고객을 대상으로 전개해라. 예를 들어 환자가 치료기한을 정하는 경우가 있다. 큰아들 결혼식이 있어, 점을 빼다거나, 앞니를 다시 제작하고 싶다고 이야기한다면, 그와 아들이나 결혼식에 관련한 특별함을 준비하는 것이다.

치과에서 통상적으로 제공하는 칫솔·치약세트도 일반 환자에게 주면 일상적인 일이 되지만, 10일 후에 여행계획이 있어 치료를 서두르거나 예약을 미루는 환자가 있다면 얼마 전에 주었더라도 구강위생용품 세트를 또 다시 드리면 선물이 이야기가 된다. 유치원에 입학하는 아들 딸을 위해 유아용 칫솔을 선물하고, 고등학교를 졸업하는 여고생에게 선물하기보다는 여고 졸업생을 둔 어머니에게 립글로즈를 선물하면 스토리마케팅이 되고, 병원의 잠재고객인 딸을 우리 병원 환자로 만들기 위한 사전 숨은 노력이다.

때로는 상담과정에서 잠재고객을 미끼로 노골적으로 할인을 요구하는 환자도 많이 있다. '딸내미도 해야 하고 아들내미도 해야 하고, 옆집 엄마도 해야 하고….' 그분 주변에는 아픈 사람도 참 많다. 못 이기는 척 넘어가지만 약간의 모션만 취할 뿐 가격으로 프리미엄을 많이 주지는 않는다. 다만, 그 내용을 기억해 두었다. 환자에게 환기시킨다.

마케팅 계획은 상황이나 경영전략 등의 이유로 다각화 다양화하여 수립할 수 있다. 새로운 환자유입의 감소가 감지됐을 때는 내부 마케팅 강화보다는 광고활동을 활발하게 기획할 수 있다. 이처럼 경영평가와 환경평가를 통해 유연하게 계획을 수립해 병원 수익을 유지하고 조직에 활기를 불어넣어 업무효율을 높여야 한다.

타성에 젖은 마케팅 활동은 프로세서 요요현상을 유발할 수 있다. 그 전조증상으로는 앞에서도 이야기한 것처럼 홈페이지나 블로그 관리가 소홀해지고 서랍은 여러 가지 용품들로 비만증세를 보이고 마케팅 비용은 계속 지출되고 있는데 성과는 하향곡선을 그리기 시작한다.

즐겨보는 KBS 프로그램 중 '백 년의 가게'라는 프로그램이 있다. 백 년의 가게에 소개되는 회사의 주력상품은 다르지만, 개인적으로 생각하는 이들 회사의 공통점은 원칙을 지킨 끊임없는 변화다. 최고의 스테이크의 명가 올드 홈스테이트는 '최고의 스테이크'를 만든다는 가치를 지키면서 소스와 재료를 달리해 여러 가지 메뉴를 개발하며 144년의 전통을 이어가고 있다.

유명 서점 인터넷 사이트를 방문하면 베스트셀러와 스테디셀러를 소개한다. 병원의 여러 진료서비스와 마케팅 전략 중에서 가장 핫한 아이템을 개발하고 환자의 선택에 의해 병원의 전통으로 이어갈 수 있는 속 깊은 전략들의 순환사이클이 이어져야 한다.

한 달 십만 원으로 환자에게 생색내는 법

십만 원으로 무슨 마케팅을 해?? 라고 의문을 제기할 수도 있다. 하지만, 마케팅은 병원 내 깜빡이는 전등을 갈아 끼우고 화장실 휴지를 향기나는 휴지로 교체하거나, 날짜가 지난 이벤트 광고를 교체하는 일 등 아주 사소한 것에서 시작한다.

브랜드를 구축하고 여러 가지 매체를 통해 광고와 홍보를 하고, 제휴 마케팅을 통한 환자유치 등 병원의 규모나 책정된 마케팅 예산에 따라 다양한 마케팅 활동을 기획할 수 있다. 그러한 기획들도 일정기간의 평가를 통해 수정 보완 폐지 존속의 과정을 거쳐야 하는 전체적인 과정의 큰 줄기는 같다.

이장에서는 알고 싶고 알기 쉬운 가상의 현실을 배경으로 생활밀착형 마케팅의 예를 들어보려고 한다.

가상의 병원을 예로 들었지만 모두 사용했던 방법들이고 비용대비 효과를 본 방법들이다. 앞에서 제시한 병원 분석지와 4P 분석을 통해 병원마다 꼭 실천해 보기를 바란다.

가급적 빠른 시일 내에 가까운 사람들과 분석하고 설계하고 실천한 후 평가의 시간을 거쳐 내 병원만의 레시피를 만들어 나가는 재미도 매일 매일이 반복되는 병원생활에 활력소가 될 수 있을 것이다.

중간 치과는 신생치과가 개원하면서 환자 수와 치과수입이 줄어 고민이다.

동네에 좋은 평판을 유지하며, 꾸준하게 진료할 수 있는 환경을 조성하는 것이 최선이라는 평범한 목표를 가지고 있지만 경쟁 치과가 생긴

건 긴장의 요소이기도 하고 지금은 괜찮지만, 앞으로의 일을 정확하게 예측할 수 없어 불안하다.

중간 치과의 환경분석

환자정보	개원 연도(년수)	6년
	누적환자수(챠트번호)	5,500번
	평균신환수	3-4명
	주요C.C	치통/잇몸질환
	주요연령 대	40-50대 남성/중고생
	내원경로	간판/가까워서
	하루 평균 진료수	15명 내외
진료정보	스탭의구성	2명
	체어타임	다소 김
	스탭의 진료 숙련도	보통
	평균 리콜 주기	3~4일/예약없이 진료가능
	수가수준	약간 높은편
	할인률	거의 없음
환경정보	경쟁치과	2개(옛치과/신생치과)
	주요경쟁 치과	신생치과
	주변 주거형태	아파트/공업지대
	특이사항 (어려웠던 점이나, 특별하게 기억나는 점을 적습니다.)	배후에는 아파트/학원가 (5,000세대) 대형 차량정비사업소 주거형 상가지역 교통편의 시설 불편

진료시간 조정 : 차량정비사업소 직원들의 낮시간 이용에 제한적	
학생들은 평일 낮시간 진료의 어려움	
야간진료신설 매주 화요일(1명근무 다음날 오전 off)	0
진료시간 안내용 블랙보드와 형광펜구입	34,000
운영중인 블로그 진료안내/태그추가	0
진료시간 변경 문자서비스	5,000
간식 제공: 야간진료에 내원한 환자를 위해 간식준비	38,800
개별포장 스낵 + 음료구입	
홍보용 스티커 제작: 음료 캔에 스티커 부착해 낮에 방문한 분에게 제공	9,800
식사장소변경: 구내식당에서 식사하기로 함	0
게임관련 잡지 구독(내원 학생환자를 위해)	4,900
발신자표시프로그램 신청 (전화 + 보험청구프로그램 연결)	1,000
짱구 배개 2개 구입	5,000
합 계	98,500

중간치과의 경우 환자풀이 다소 폐쇄적인 것이 포인트로 볼 수 있다. 그래서 과감한 투자보다는 기존 환자풀을 유지하기 위한 전략을 결정하고 기존환자의 진료시간 이용이나 진료시설 이용편의에 주안점을 두었다.

위 지출내용에서 고정적으로 지출해야 하는 항목은 간식비용과 잡지구독료 발신자표시프로그램만 지속적으로 지출되기 때문에 나머지 비용은 다음 달이 되면 적립금이 되어 다른 방법들을 시도해 볼 수 있는 종자돈이 된다.

그렇다면 다음 방법으로는 차량정비사업소 작업복 주머니에 끼우기 편리한 볼펜을 대량 주문할 수 있다. **(볼펜의 수량과 등급에 따라 몇 달을 적립 해야 할 수도 있음)**

몇 개월 후 평가를 통해 마케팅의 효과를 평가해야 계획을 수정하거 나 폐지 혹은 보완의 과정을 거칠 수 있다.

평가를 통해 야간진료에 대한 호응이 높아진다면, 직원에게 수당을 제공하거나, 별도의 시간제 직원을 채용할 수도 있다.

게임 잡지를 학생들이 잘 보지 않는다면, 보호자들이 좋아하는 여성 지로 교체할 수 있고, 잡지가 생각보다 학생들의 호응이 높다면 다른 게 임잡지를 추가 구독하거나, 여학생들이 좋아하는 패션지를 구독하는 것도 고려해 볼 수 있다.

계절적 요인도 작용할 수 있다. 겨울에 온장고를 장만할 수도 있고, 간단한 발치나 치주수술의 경우 음료수를 얼음팩 대용으로 사용할 수 도 있다.

장기적인 고려 사항으로는 환경정보나 환자정보 외에 진료정보를 활 용해 설계해 볼 수 있다.

환경요인에는 의료정책의 변화 의료도입기술의 추세나 변화 등 전반 적인 경기의 흐름 경쟁환경뿐 아니라 복잡한 구조를 이해하고 마케팅 설계 시 고려해야 하겠지만, 중간치과의 특수성을 고려했을 때에는 중요 고려대상이 되지는 않는다.

0원으로 환자에게 생색내는 법

병원에서 환자의 대화와 공감, 즉 소통의 중요성이 강조되면서 잘 듣고 잘 말하는 것이 중요해졌다. 또 비급여 환자를 주로 치료하는 병원의 상담을 전담으로 하는 직원의 경우도 말하기는 최우선의 덕목이 아닐 수 없다. 다른 직원이나 의사들에게도 환자에게 5분 더 말하기 환자에게 먼저 인사하기 등 말하기에 대한 운영기획들이 많다. 이런 서비스 전략도 큰 비용 부담 없이 적용할 수 있는 마케팅 활동이기는 하지만 시간과 인력이 투입된다. 인력은 곧 비용이고 따로 서비스 교육이 필요한 경우에는 비용이 발생한다.

그렇게 말하기의 중요성에 가려 한편으로 쓰기는 소홀하게 여겨진 것이 사실이다.

쓰기의 재발견 매체의 발달로 인해 우리가 원하지 않아도 쓰기를 해야만 하는 순간이 늘어나고 있다. 매일 진료안내를 알리는 문자메시지에서 SNS통신 인터넷 포털사이트 광고, 홈페이지 팝업창 띄우기와 블로그 포스팅 수술동의서나 시술/수술 후 주의사항 등 아직도 우리 곁에 환자와 쓰기로 소통할 수 있는 요소들이 많이 있다.

토요일 오후 동기에게서 전화가 왔다. 스마트폰 메신저로 주로 연락을 주고받던 사이라 통화는 별스러운 일이었다. 화나고 심심해서 갑자기 풀 곳이 필요했다고 했다. 그 이유인 즉 쉬는 날이라 아들과 놀아주다 아이가 물건을 떨어뜨리는 바람에 눈이 붓고 빨개지고 작열감이 있어 급하게 안과를 찾게 됐는데 문이 닫혀 있다는 거였다. 급하게 오는 바람에 점심시간을 체크하지 못하고 나온 본인의 경솔함도 있지만, 몇 시까지 기다려야 하는지, 심지어 점심시간인 것도 치과에 다니는 동기가 시간을 감안하여 예측한 것일 뿐 안내메모 없이 문이 굳게 잠겨 있어 막연하게 밖에서 기다리는 본인의 처지가 화가 치민다고 했다. 동기도 치과에 다니는 친구여서 환자에 대한 배려도 없는 무심한 병원의 처사에 대해 공감 뒷이야기를 해주었다.

오랜만에 쉬는 날 아들에게 구타당하고 아픈 눈을 감싸고 한쪽 시력에 의지해 안과에 온 것만으로도 울화가 쌓이는데 병원의 성의 없는 처사는 동기를 두 번 죽이는 격이 됐다.

이런 경우 대부분은

<table>
<tr><td align="center">점심시간
오후 1:00~2:00까지는 점심시간입니다.</td></tr>
<tr><td align="center">점심시간
오후 1:00~2:00까지는 점심시간입니다
즐거운 식사시간 되세요.
- 00 병원 -</td></tr>
</table>

‎

– 활기 충전 –

오후 1:00~2:00까지는 점심시간입니다

활기찬 모습으로 뵙겠습니다.

잠시만 기다려주세요.

– 00 병원

어떤 형식의 문구를 사용하는 것이 좋을까? 대부분의 병원의 30분을 전후로 오후 1:00~2:00가 점심시간이다. 환자들도 그 정도는 알고 있을 것이라 간주하고 안내를 생략하는 경우 세 번째 경우를 보았을 때 나는 '아! 점심시간에 푹 쉬어야 오후 진료가 원활하겠구나, 그럼 더 잘 치료 받을 수 있겠구나.' 쓰기를 할 때도 말할 때와 마찬가지로 읽는 사람의 입장에서 써라.

문제발견〉 신환환자가 내원해 오랜 시간 대기실에 방치되어 클레임이 있었다. 접수가 되지 않아 진료순서에서 누락된 경우로 환자에게는 진료과정을 자세하게 설명드렸지만, 문제 재발을 방지하기 위해 안내문을 붙이기로 함.

안내문 1〉 처음 오신 분은 신분증 제시 후 접수해 주세요.

안내문 2〉 처음 오신 경우 신분증과 함께 접수를 해 주셔야, 빠르게 진료 받으실 수 있습니다.

위 안내문의 목적은 처음 내원한 환자의 접수를 유도하기 위한 것이

다. 오래 기다리는 걸 좋아할 환자는 단언컨대 단 한 명도 없을 것이다. 접수를 하면 빨리 진료를 받을 수 있다는데 냉큼 접수할 것이다.

환자의 입장에서 작성된 글이라도 센스를 발휘해 읽는 이로 하여금 생생하고/친근하고/재미있게/기억에 남게 쓰도록 하자.

〈생생한 표현비교〉

A 마트	B 마트
신선한 꽃게	밤새 잡아 올린 가을 햇꽃게가 매일 아침……….

『송숙희의 단번에 고객을 사로잡는 한마디』, 팜파스발췌

밤바다에서 어부들이 힘차게 끌어올린 그물에 걸린 싱싱한 꽃게의 모습이 머릿속에 연상된다.

〈친근한 표현비교〉

A 국수전문점	B 국수전문점
국수 무한리필	국수 더 드세요

친구 집에 놀러 간 친구, 처가 집에 처음 인사간 풋풋한 총각의 긴장감을 순식간에 녹여버리는 어머님의 말씀 '먹고 더 먹어라' 무한리필이라는 우리 생활에 어느 순간 신속배달과 같이 사자성어로 자리매김한 말보다. 얼마나 더 푸근하고 정감 가는 말인가?

〈재미있는 표현비교〉

A 고기뷔페	B 고기뷔페
고기추가 셀프	직접 가져다 드시면 주인 눈치 안보입니다.

셀프는 자발적으로 음식을 가져다 먹는 경우에 사용하는 한국식 영어표현이다. 리필서비스와 비슷하게 음식을 양껏 먹을 수 있는 장점이 있지만, 리필의 경우 자주 시키거나 너무 많이 먹으면 서빙해 주는 사람에게 약간은 눈치가 보이게 마련이고, 추가로 시킨 음식이 조금이라도 늦게 나올라치면 주인이 일부러 그런다고 생각하는 심리를 정확하게 꼬집은 표현이다. 주인 눈치를 안 보고 마음껏 먹을 수 있다면 스스로 왔다 갔다 하는 수고로움이야 기꺼이 감수할 수 있다.

각 진료과목에 따라 진료내용과 표현 방식이 다르겠지만, 생생하게 치료가 그려지도록 전문적이거나 상투적인 표현보다는 친근하고 개별적이며, 유머를 담아 쓰도록 하자.

한의원

침/부항 후 주의사항 ⇒ 멍 예방하는 법

치과

발치 후 주의사항 ⇒ 상처 치유에 도움이 되는 행동요령

칫솔질 교육 ⇒ 위스키 – 치즈 – 양치스마일 법

미백 후 주의사항 ⇒ 치아를 하얗게 오래 유지하는 법

지금 병원 내 곳곳에 부착되어 있는 게시물부터 살펴보자. 진료 편의와 원내 질서를 위해 부착되어 있는 게시물의 주어가 병원이 되어 있지는 않은지 한번 둘러보고 생기있고/친근하고/재미있는 표현으로 바꾸어 보자.

환자의 기억에 남는 말은 한마디로 표현해 보자.

다음은 어느 치과의 X-배너에 적혀 있는 문구이다.

교정, 치아성형, 임플란트 전문

서울0000치과

(홈페이지주소)

1. 서울대 출신 의료진

2. 통증없는 편안한 치료

(치과사진)

3. 치아교정, 치아성형, 치아미백 전문

(치과 위치 전화번호 설명)

옥외에 설치한 배너에 하고 싶은 이야기를 다했다. 배너의 주요 타겟층인 지나가는 행인은 치과에 대한 모든 정보를 얻었다고 생각할까?

행인을 타겟으로 제작된 광고판인지 치과 방문을 위한 목적으로 제작된 광고판인지에 따라 다르겠지만, 첫째 메시지가 과다하고 둘째 표현이 진부하다는 느낌이 든다.

나에게 기회가 주어졌다면 어떻게 할지 구성해 보았다.

> **결과가 다른 치과**
>
> 서울 0000치과
>
> 서울대 출신 원장
>
> 각 과별 전문진료
>
> (임플란트/치아성형/치아교정)
>
> 상담문의 555-5555
>
> 매주 화/목 야간진료

배너가 걸려 있던 곳은 강남대로에서 한 블록 들어온 자리였다. 유동 인구가 많은 것을 감안하여, 명시성을 높여 글자 수를 최대한 줄였고, 클라인언트의 성향을 감안하여, 문구는 되도록 살리고, 오피스 상권임을 감안하여 야간진료 요일을 추가하였다.

강남은 치과/성형외과/안과의 격전지이다. 그런 곳에서 눈에 띄게 하고 싶은 말이 많겠지만, 최대한 줄여라 가능한 한 짧게 환자의 기억 속에 남기 위해 집중해야만 한다.

병원 밖에서 행해지는 메시지는 최대한 가능한 모든 방법을 동원하여 짧게 압축해서 전달해라. ADD(advertising deluge disorder) 증후군의 세상은 소비자에게는 필요 이상의 정보가 제공되고, 판매자에게는 어떤 정보도 먹히지 않고 어떤 광고도 통하지 않는다. 강력한 한마디면 충분하다.

비용은 전혀 들지 않으면서 당장 오늘이라도 시행할 수 있고, 매출상승은 물론이고 직원들 업무능률까지 높일 수 있는 확실한 방법이 있다

면 어떻게 할까

두 번째로 제안하는 0원 마케팅 전략은 펀경영이다. 유머나 웃음이 환자의 상처치유를 돕고 치료에 따른 통증 지수를 낮춰줌은 물론 질병으로 인한 스트레스를 줄이는 효과가 있다는 연구결과는 많이 있다. (스탠퍼드 의대 윌리엄 프라이 박사)

미국의 교도소에 가면 슈퍼마켓을 털다가 잡힌 강도들이 전국적으로 10만 명 정도가 수감되어 있는데, 한 연구기관이 강도들을 대상으로 한 설문조사에서 "총과 칼을 무장하고 슈퍼마켓을 털 각오를 했지만 털 수 없었던 경우가 있느냐"는 질문에 약 95%의 강도가 종업원이 눈을 맞추며 인사할 때 도저히 양심상 총이나 칼을 꺼낼 수가 없었다고 한다.

이를 바꾸어 해석하면 웃음은 무관심으로 무장한 소비자의 마음을 부드럽게 무장해제 시켜 강력한 구매를 유도할 수 있다는 이야기이다. 그런 이유에서 국내의 기업이나 관공서에서는 빠르게 확산되는 반면 정작 펀(fun)경영이 시작되었어야 할 병원에서는 권위와 위엄에 밀려 더디 진행되고 있다.

또 펀(fun)경영이 매력적인 것은 병원 문화만 살짝 우회하면, 지금 당장 無(무)비용으로 실행할 수 있는 매력적인 전략이라는 것이다.

원장님의 고민 중에 이런 글을 본 적이 있다. '새로운 실장이 환자에게 농담하는데 환자가 어떻게 생각할지 내 생각에는 좀 과한 것 같은데 어떻게 해야 하나요….'와 같은 고민상담 글이었다.

직원들의 고민 글을 보면 위에 분들 눈치 보여 환자에게 주의사항 하나 설명하기도 힘들다는 이야기도 있다. 개그 프로그램을 봐도 세대별

성별 등 여러 요인에 따라 웃음 포인트가 다르다. 개그 코너의 평가는
철저하게 관객과 시청자의 몫이어야 한다.

또 웃음은 개그나 유머로 유발하려고 하지 않아도 전염성이 높아 옆
에 사람이 웃으면 따라 웃게 된다고 한다.

여기서 중요한 건 마케팅 전략에 펀경영을 포함할지에 대한 경영적 결
단이다. 그 결정이 마케팅 요소에 반영되어 광고전략이나 상담이나 리
셉션에서의 말하기 쓰기에 고스란히 녹아 들게 하는 것이지, 그것 자체
가 하나의 독립적인 마케팅 전략이 아니다.

지금 필요한 것은 우리 병원에 웃음이 넘치는 문화로 만들겠다는 의
지와 스피드이다.

Over the Clinic

병원은 종합예술

세계가 인정한 김연아 그녀의 완벽한 연기에 박수 치지 않는 사람은 없을 것이다. 그녀의 무결점 연기에 나 역시 소름이 돋았다. 하지만, 천재 피겨요정의 기술을 더 독보이게 하기기 위해 연기를 지도받고 최고의 디자이너의 옷을 입고, 세계적인 음악가가 음악을 편곡해 최고의 3분을 만들어 냈다. 음악이 빠진 그녀의 공연을 상상해 보면 밋밋하고 재미없을 것 같아 상상하기도 싫다. 패딩점퍼를 입고 연기를 했다면 어떨까.

병원에서의 마케팅 전략은 최고의 순간을 만들기 위한 노력으로 보아야 한다. 최고의 진료기술에 팀이 모여 전략을 모색하여 만들어 내는 과정인 샘이다.

김연아가 실력이 부족해 연기나 음악 무대의상으로 부족한 부분을 채우려는 노력이 아닌 것이다.

간혹 내부 프로세서가 갖춰지기 전에 마케팅 특히 광고와 이벤트에 사활을 걸고 과도한 투자를 하는 경우를 볼 수 있다. 그런 광경을 볼 때면 아슬아슬함을 느낀다.

반대로 막강한 프로세서를 갖추었음에도 미미한 마케팅 활동으로 프로세서가 빛을 발하지 못해 안타까움을 느낀 적도 있다.

마스터 셰프를 뽑는 프로그램이 있었다. 원래 요리사였던 최종우승자가 도전기간 받았던 지적은 플레이팅 부족이다. 플레이팅은 요리에 비주얼을 입히는 작업이다. 아마도 요리사 출신은 맛을 내는 데 자신이 있었기 때문에 플레이팅을 중요하지 않다고 생각했던 것 같다.

심사위원 입장에서는 맛있는 음식이 시각적으로도 훌륭해 보이게 하고 싶은 안타까움에 플레이팅에 대해 지적을 한 것이다.

개인적으로 겉모습만 화려하고 맛은 그저 그런 음식보다는 투박하고 소박하지만, 맛에 집중한 음식에 더 높은 점수를 준다.

사소한 마케팅 이야기를 한 이유도 그래서이다. 이미 브랜드 마케팅이나 온라인 마케팅에 막대한 투자를 하는 병원에는 소소한 아이디어를 제공하고, 진료의 맛에만 집중해온 병원에는 시작하기 쉽고 따라 하고 싶은 정보를 제공하고 싶었다.

다이어트 책을 사는 것만으로 체지방이 감소하지 않다. 다이어트에 대한 정보 수집은 끝내고 내가 할 수 있고 오래할 수 있는 방법을 선택해서 꾸준하게 실천하는 것만이 감량의 진리다.

마케팅 관리 본문에 제시된 내용은 실제로 사랑받는 병원연구소에서 사용하고 있는 분석프로그램 일부이고, 병원에서 실천했거나 경험했던 이야기들이다. 이에 대한 권리는 절대 주장하지 않습니다. 사소하지만 병원 의사 결정에 반영하고 활용될 수 있다면 더한 영광이 없을 것이다.

밥을 배불리 먹었을 때 밀려오는 식곤증, 자고 일어났는데 갑자기 부어 오른 잇몸, 스트레스 받으면 아파 오는 머리 어깨 등 우리 몸의 순환을 방해하는 원인을 알리고 제거하기 위한 우리 몸의 일사불란한 반응이다.

그 증상이나 원인에 따라 식이 조절하거나, 배농을 해주고 부항을 뜨거나 침을 맞거나 약을 먹는다.

조직도 우리 몸과 유사한 순환체계를 가지고 있다. 조직 내 에너지가 한쪽으로 집중됐을 때 기운 없이 나른해지거나, 곪아 터지거나, 붓고, 아파진다.

아픈 사람들을 진단하는 우리는 정작 우리가 아픈 건 쉽게 알아차리지 못해 큰 대가를 치르는 경우가 있다.

사랑받는 병원 선순환 모델은 병원 내 에너지와 소통의 흐름을 방해하는 여러 요소를 스스로 진단하고 순환에 흐름의 통로를 만드는 복잡하지만 간단한 체계이다.

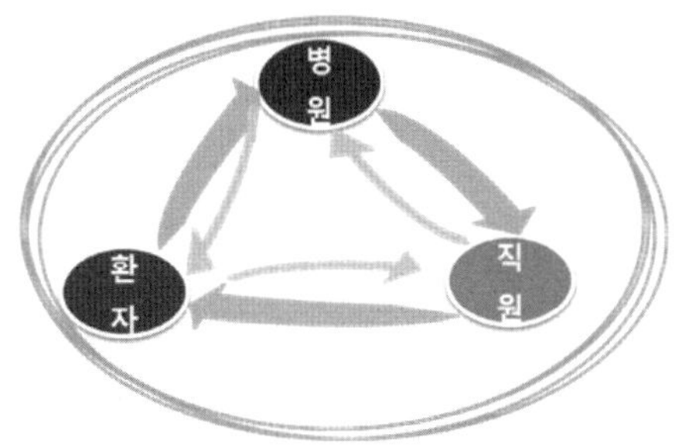

사랑받는 병원 선순환 모델

　이제 탈고를 하고 뒤돌아보니 아쉬운 점이 한두 곳이 아니지만, 출판을 결심한 것은 여러 어려움에 처해있는 중소병원 경영자들에게 미력하나마 힘을 보태고 소통의 장을 열고 싶은 열망 하나 때문이었다.

　사랑받는 병원 연구소는 앞으로도 100년 병원을 꿈꾸는 의료인과 올바른 진료를 갈망하는 환자들을 만나고 이해하는데 많은 시간을 할애할 것이다.

　과잉경쟁과 정보의 범람 속에서 환자와 병원을 사랑하는 사람들은 뜻밖의 도전과제에 직면하게 됐다.

　그 어려움 속에서도 의료인과 경제인으로서 당당하게 이겨내는 데 생각의 보고가 되기를 바란다.

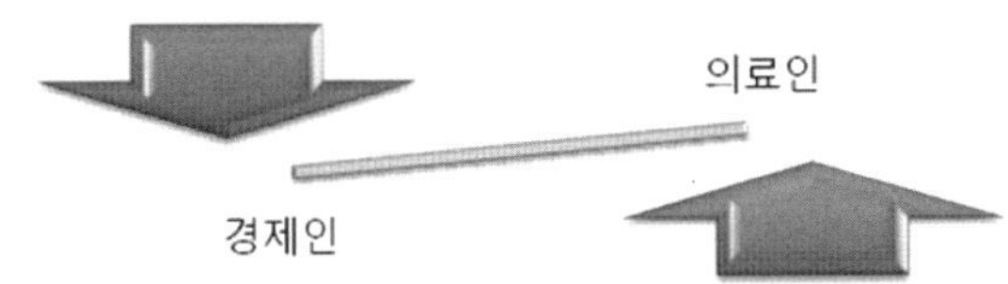

업무 명세표

작성자			작성일	
업무 파트			직위	
주요 업무 (현재)	1. 2. 3.			
업무추진계획	1. 2. 3.			
희망 업무	1. 2. 3.			
건의사항				

항상 여러분의 노고에 감사드립니다.

인사고과표 (개별 상담일지)

상담자		상담일시	
주요 안건			
해결 방안 면담 결과			

상담자		상담일시	
주요 안건			
해결 방안 면담 결과			

상담자		상담일시	
주요 안건			
해결 방안 면담 결과			

인사고과표

작성자:　　　　　　　작성일:

이름		생년월일	
직책		연락처	
입사일			
가족관계			
평가내용			

	평가기간 내 지각 한 횟수	
	평가기간 내 무단 근무지 이탈/결근	
	직무태만으로 인한 누적 경고 횟수	
성실성	환자를 진료를 위한 준비(복장/위생 등)에 충실한가	
	본인의 매일 체크리스트를 성실하게 이행하였나	
	휴가로 인한 병원과 직원간 트러블은	
	본인의 진료실 포지션의 이해도?	
	업무 수행 정도는	
진료 업무	업무 개선을 위한 개인적 노력/의지(체크리스트/해결의지　평가)	
	업무의 발전속도(학습 태도/평가점수/실전활용도)	
	치과진료에 대한 이론적인 이해두(환자수급/차팅)	
	응급 상황 대처능력 (보고/해결/환자응대)	

인사고과표

이어서 →

업무 수행	병원의 업무배치를 충분하게 이해하고 있는가		
	병원의 수행평가(이론시험/과제/세미나) 이수 평가에 적극성		
	업무분담 리스트를 성실하게 이행하는가		
	원활한 업무 분담을 위해 의견 제시 갯수는		
커뮤니케이션	병원의 이념과 철학의 공감도 평가		
	상하간 (업무지시나 업무변동 업무개선)에 적극적으로 참여하는가		
	수평간 (직원간 의견조율과 관계개선)을 위해 노력하는가		
	환자의 불편 사항을 쉽게 파악하고 있는가		
	환자의 불편 사항을 해결해 줄 권한과 책임을 이해하고 있는가		
평가수행	진료 매뉴얼 절대평가		
	자기 업무 체크리스트 작성		
	세미나/강의안 제출(내용/횟수)		
	업무개선 의견 발표 수		

귀하의 노고에 감사드립니다.

병원답게 성공하는 법

사랑받는 병원

초판 1쇄 인쇄 2012년 11월 23일

지은이 김예성
발행인 김재홍
책임편집 권다원, 이은주, 이현주
마케팅 이연실

발행처 도서출판 지식공감
등록번호 제396-2012-000018호
주소 경기도 고양시 일산동구 견달산로225번길 112
전화 031-901-9300
팩스 031-902-0089
홈페이지 www.bookdaum.com
전자우편 book@bookdaum.com

가격 13,000원
ISBN 978-89-97955-31-2 03510